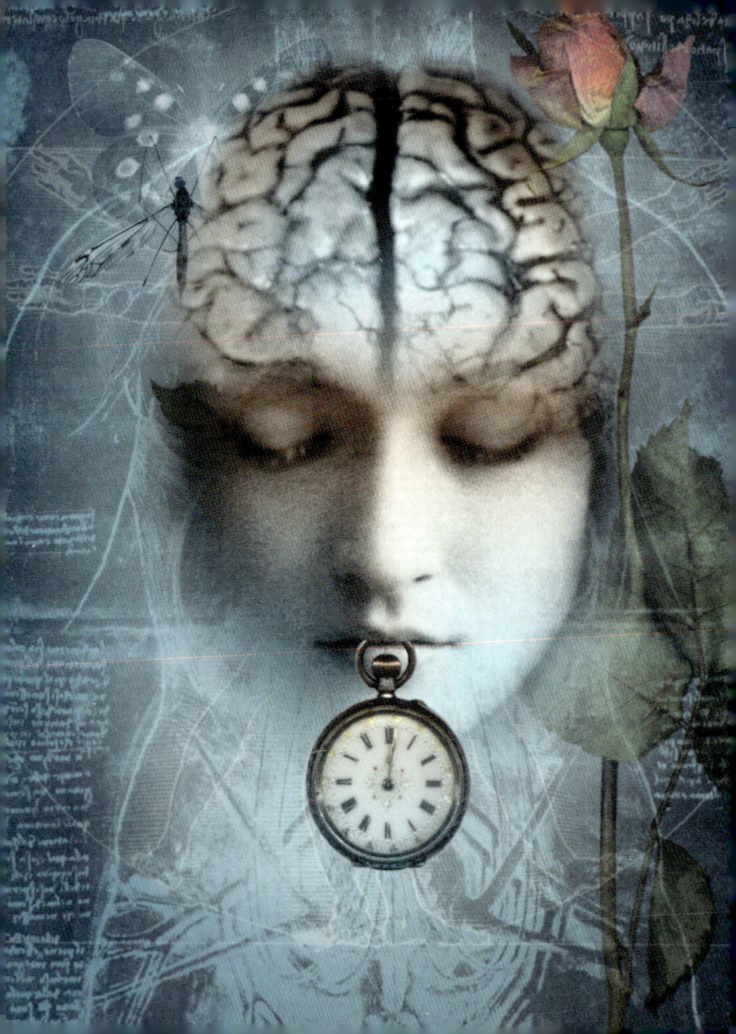

Los secretos de la

HIPNOTERAPIA

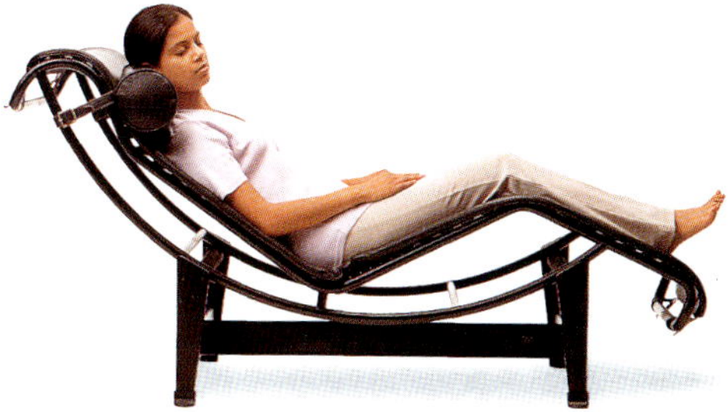

JANET FRICKER
Y JOHN BUTLER

evergreen

EVERGREEN is an imprint of TASCHEN GmbH

Hohenzollernring 53, D–50672 Köln
www.taschen.com

Este libro ha sido concebido, diseñado y producido por
THE IVY PRESS LIMITED,
The Old Candlemakers, Lewes, East Sussex BN7 2NZ

Dirección artística *Peter Bridgewater*
Dirección editorial *Sophie Collins*
Diseño *Kevin Knight, Jane Lanaway*
Edición *Rowan Davies*
Documentación de las imágenes *Liz Eddison, Vanessa Fletcher*
Fotografía *Guy Ryecart*
Gestión de las fotografías *Kay MacMullan*
Ilustraciones *Michael Courtney, Catherine McIntyre, Sarah Young*
Modelos tridimensionales *Mark Jamieson*

Título original: *Secrets of Hypnotherapy*

Traducción del inglés: Gemma Deza Guil para LocTeam, S. L., Barcelona
Redacción y maquetación de la edición española: LocTeam, S. L., Barcelona

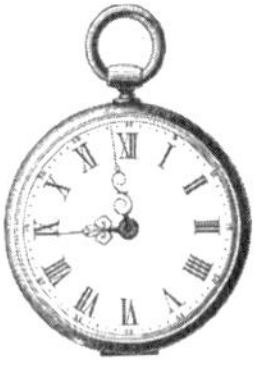

Printed in China
ISBN 3-8228-3334-7

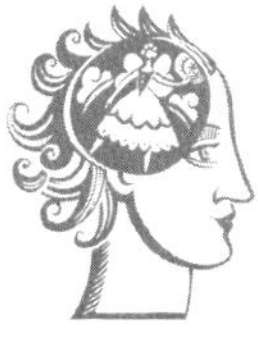

CONTENIDO

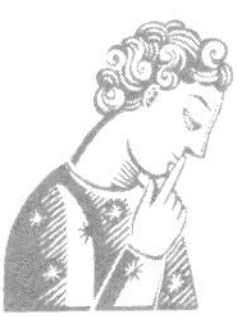

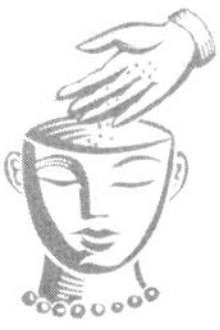

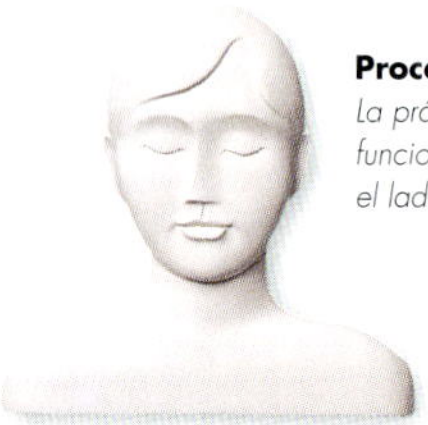

Proceso misterioso
La práctica de la hipnoterapia funciona, en parte, estimulando el lado subconsciente del cerebro.

CÓMO USAR ESTE LIBRO

La hipnosis es algo que puede practicar por sí mismo, en casa, aunque se recomienda a los neófitos recurrir a un terapeuta experimentado que los guíe en sus primeros pasos. *Los secretos de la hipnoterapia* le aconseja sobre cómo buscar un terapeuta, le desvela los misterios de la hipnosis, le explica lo que puede esperar de una sesión ordinaria y cubre todo el espectro de aplicaciones médicas y psicológicas en las que puede utilizarse la hipnosis. Este volumen incluye un capítulo en el que se abordan los usos especiales de la hipnosis para tratar con niños. Además, a lo largo de todo el libro encontrará casos reales que ilustran los beneficios que las personas pueden obtener de la hipnosis.

Aviso importante

La hipnosis no es una terapia apropiada para tratar problemas físicos que requieran un diagnóstico médico ni problemas psicológicos graves, como psicosis o depresión endógena. La eficacia de la hipnosis depende de la confianza del paciente en el psicoterapeuta: conviene escoger a una persona con experiencia contrastada. Compruebe que el especialista pertenece a un organismo reconocido antes de iniciar el tratamiento.

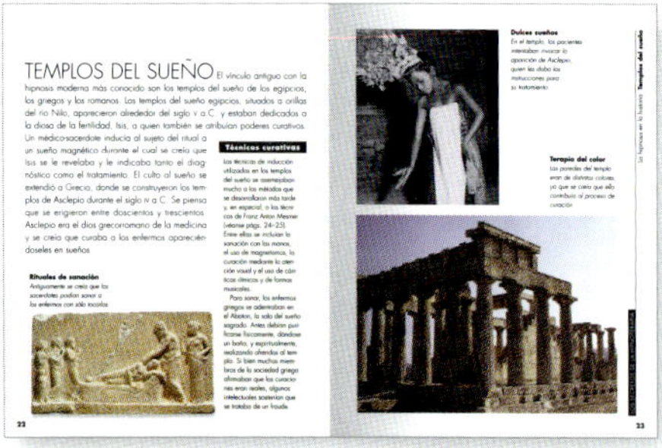

TEMPLOS DEL SUEÑO El vínculo antiguo con la hipnosis moderna más conocido son los templos del sueño de los egipcios, los griegos y los romanos. Los templos del sueño egipcios, situados a orillas del río Nilo, aparecieron alrededor del siglo V a.C. y estaban dedicados a la diosa de la fertilidad, Isis, a quien también se atribuían poderes curativos. Un médico-sacerdote inducía al sujeto del ritual a un sueño magnético durante el cual se creía que Isis se le revelaba y le indicaba tanto el diagnóstico como el tratamiento. El culto al sueño se extendió a Grecia, donde se construyeron los templos de Asclepio durante el siglo IV a.C. Se piensa que se erigieron entre doscientos y trescientos. Asclepio era el dios grecorromano de la medicina y se creía que curaba a los enfermos apareciéndoseles en sueños.

Rituales de sanación
Antiguamente se creía que los sacerdotes podían sanar a los enfermos con sólo tocarlos.

Técnicas curativas

Las técnicas de inducción utilizadas en los templos del sueño se asemejaban mucho a los métodos que se desarrollaron más tarde y, en especial, a las técnicas de Franz Anton Mesmer (véanse págs. 24-25). Entre ellas se incluían la sanación con las manos, el uso de magnetismos, la curación mediante la atención visual y el uso de cánticos rítmicos y de formas musicales.

Para sanar, los enfermos griegos se adentraban en el Abaton, la sala del sueño sagrado. Antes debían purificarse físicamente, dándose un baño, y espiritualmente, realizando ofrendas al templo. Si bien muchos miembros de la sociedad griega afirmaban que las curaciones eran reales, algunos intelectuales sostenían que se trataba de un fraude.

Dulces sueños
En el templo, los pacientes intentaban invocar la aparición de Asclepio, quien les daba las instrucciones para su tratamiento.

Terapia del color
Las paredes del templo eran de distintos colores, ya que se creía que ello contribuía al proceso de curación.

La hipnosis en la historia **Templos del sueño**

22 23

Historia
La primera parte del libro narra la evolución de la hipnosis en la historia.

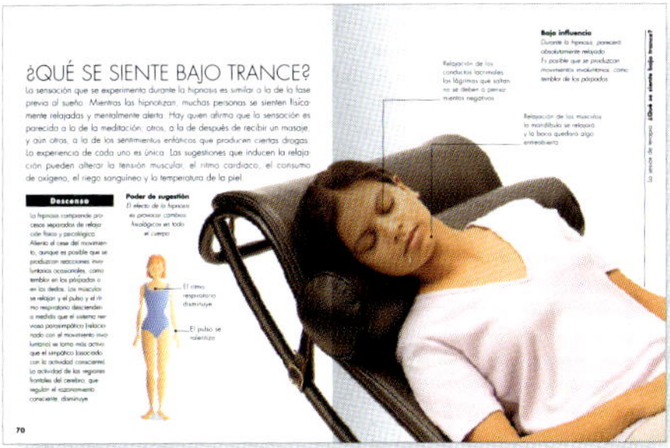
¿QUÉ SE SIENTE BAJO TRANCE?

La sensación que se experimenta durante la hipnosis es similar a la de la fase previa al sueño. Mientras las hipnotizan, muchas personas se sienten físicamente relajadas y mentalmente alerta. Hay quien afirma que la sensación es parecida a la de la meditación; otros, a la de después de recibir un masaje, y aun otros, a la de los sentimientos enfáticos que producen ciertas drogas. La experiencia de cada uno es única. Las sugestiones que inducen la relajación pueden alterar la tensión muscular, el ritmo cardiaco, el consumo de oxígeno, el riego sanguíneo y la temperatura de la piel.

Descenso

La hipnosis comprende procesos separados de relajación física y psicológica. Alienta el cese del movimiento, aunque es posible que se produzcan reacciones involuntarias ocasionales, como temblor en los párpados o en los dedos. Los músculos se relajan y el pulso y el ritmo respiratorio descienden a medida que el sistema nervioso parasimpático (relacionado con el movimiento involuntario) se torna más activo que el simpático (asociado con la actividad consciente). La actividad de las regiones frontales del cerebro, que regulan el razonamiento consciente, disminuye.

Poder de sugestión
El efecto de la hipnosis es provocar cambios fisiológicos en todo el cuerpo

El ritmo respiratorio disminuye

El pulso se ralentiza

Bajo influencia
Durante la hipnosis, parecerá absolutamente relajado. Es posible que se produzcan movimientos involuntarios, como temblor de los párpados

Relajación de los conductos lacrimales: las lágrimas que salten no se deben a pensamientos negativos

Relajación de los músculos: la mandíbula se relajará y la boca quedará algo entreabierta

70

Desmitificación

En la segunda parte se explica qué puede esperar de sus visitas a un hipnoterapeuta y se disipan los posibles miedos que pueda tener a lo desconocido.

Beneficios para la salud

En estas páginas se describen los beneficios físicos y psicológicos que puede obtener de la hipnosis.

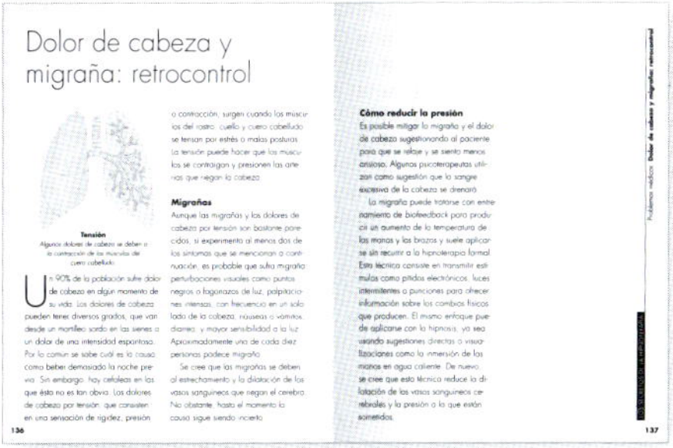
Dolor de cabeza y migraña: retrocontrol

Tensión
Algunos dolores de cabeza se deben a la contracción de los músculos del cuero cabelludo

Un 90% de la población sufre dolor de cabeza en algún momento de su vida. Los dolores de cabeza pueden tener diversos grados, que van desde un martilleo sordo en las sienes a un dolor de una intensidad espantosa. Por lo común se sabe cuál es la causa, como beber demasiado la noche previa. Sin embargo, hay cefaleas en las que ésta no es tan obvia. Los dolores de cabeza por tensión, que consisten en una sensación de rigidez, presión o contracción, surgen cuando los músculos del rostro, cuello y cuero cabelludo se tensan por estrés o malas posturas. La tensión puede hacer que los músculos se contraigan y presionen las arterias que riegan la cabeza.

Migrañas

Aunque las migrañas y los dolores de cabeza por tensión son bastante parecidos, si experimenta al menos dos de los síntomas que se mencionan a continuación, es probable que sufra migraña: perturbaciones visuales como puntos negros o fogonazos de luz, palpitaciones intensas, con frecuencia en un solo lado de la cabeza, náuseas o vómitos, diarrea, y mayor sensibilidad a la luz. Aproximadamente una de cada diez personas padece migraña.

Se cree que las migrañas se deben al estrechamiento y la dilatación de los vasos sanguíneos que riegan el cerebro. No obstante, hasta el momento la causa sigue siendo incierta.

Cómo reducir la presión

Es posible mitigar la migraña y el dolor de cabeza sugestionando al paciente para que se relaje y se sienta menos ansioso. Algunos psicoterapeutas utilizan como sugestión que la sangre excesiva de la cabeza se drenará.

La migraña puede tratarse con entrenamiento de biofeedback para producir un aumento de la temperatura de las manos y los brazos y suele aplicarse sin recurrir a la hipnoterapia formal. Esta técnica consiste en transmitir estímulos como pitidos electrónicos, luces intermitentes o punciones para ofrecer información sobre los cambios físicos que producen. El mismo enfoque puede aplicarse con la hipnosis, ya sea usando sugestiones directas o visualizaciones como la inmersión de las manos en agua caliente. De nuevo, se cree que esta técnica reduce la dilatación de los vasos sanguíneos cerebrales y la presión a la que están sometidos.

Problemas médicos **Dolor de cabeza y migraña: retrocontrol**

136 137

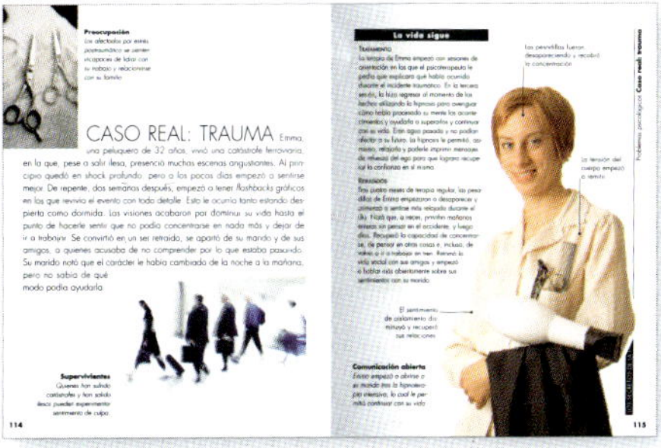
Preocupación
Los afectados por estrés postraumático se sienten incapaces de lidiar con su trabajo y relacionarse con su familia

CASO REAL: TRAUMA Emma, una peluquera de 32 años, vivió una catástrofe ferroviaria, en la que, pese a salir ilesa, presenció muchas escenas angustiantes. Al principio quedó en shock profundo, pero a los pocos días empezó a sentirse mejor. De repente, dos semanas después, empezó a tener *flashbacks* gráficos en los que revivía el evento con todo detalle. Esto le ocurría tanto estando despierta como dormida. Las visiones acabaron por dominar su vida hasta el punto de hacerle sentir que no podía concentrarse en nada más y dejar de ir a trabajar. Se convirtió en un ser retraído, se apartó de su marido y de sus amigos, a quienes acusaba de no comprender por lo que estaba pasando. Su marido notó que el carácter le había cambiado de la noche a la mañana, pero no sabía de qué modo podía ayudarla.

Supervivientes
Quienes han sufrido catástrofes y han salido ilesos pueden experimentar sentimiento de culpa.

La vida sigue

Tratamiento
La terapia de Emma empezó con sesiones de orientación en las que el psicoterapeuta le pedía que explicara qué había ocurrido durante el incidente traumático. En la tercera sesión, la hizo regresar al momento de los hechos utilizando la hipnosis para averiguar cómo había procesado su mente los acontecimientos y ayudarla a superarlos y continuar con su vida. Eran agua pasada y no podían afectar a su futuro. La hipnosis le permitió, asimismo, relajarla y poderle imprimir mensajes de refuerzo del ego para que lograra recuperar la confianza en sí misma.

Resultados
Tras cuatro meses de terapia regular, las pesadillas de Emma empezaron a desaparecer y comenzó a sentirse más relajada durante el día. Notó que, a veces, pasaban mañanas enteras sin pensar en el accidente, y luego días. Recuperó la capacidad de concentrarse, de pensar en otras cosas e, incluso, de volver a ir a trabajar en tren. Retomó la vida social con sus amigos y empezó a hablar más abiertamente sobre sus sentimientos con su marido.

Las pesadillas fueron desapareciendo y recobró la concentración

La tensión del cuerpo empezó a remitir

El sentimiento de aislamiento disminuyó y recuperó sus relaciones

Comunicación abierta
Emma empezó a abrirse a su marido tras la hipnoterapia intensiva, lo cual le permitió continuar con su vida

Problemas psicológicos **Caso real: trauma**

114 115

Casos reales

A lo largo de todo el libro encontrará casos reales en los que se muestra la aplicación práctica de la hipnoterapia.

Introducción: conciencia y trance hipnótico

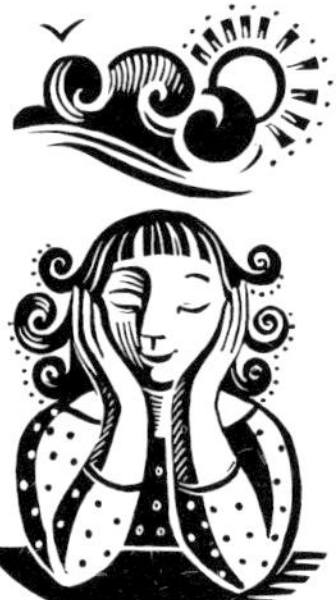

Un hecho cotidiano
Las experiencias y los estados hipnóticos superficiales son algo habitual, no muy distinto a la ensoñación.

La hipnosis es un estado de conciencia en el que las facultades analíticas lógicas se ven reducidas y se alcanzan niveles más profundos del subconsciente, gracias a los cuales puede mejorarse la salud. Se denomina «trance hipnótico» al estado de «concentración focalizada» en el que el paciente no está ni totalmente dormido ni totalmente despierto. Las personas en profundo estado de relajación pueden sugestionarse para olvidar temores, fobias o dolores. Los sujetos hipnotizados pueden parecer ajenos a lo que sucede a su alrededor y, sin embargo, estar sumamente concentrados en la reducida serie de estímulos sobre la que el psicoterapeuta llama su atención.

Conciencia en trance

Los niveles de conciencia van desde la alerta hasta el sueño, pasando por la ensoñación, el trance moderado y el trance profundo. No existen fronteras rígidas entre ellos. En un estado de alerta, el sujeto empezaría a correr; en uno de ensoñación, pensaría en correr; en trance moderado, se imaginaría que está corriendo; en trance profundo, sentiría que está físicamente corriendo, y, soñando, creería estar participando activamente en una carrera.

La mayoría de las personas está familiarizada con estos tipos de trance. Por ejemplo, se entra en estado de ensoñación cuando uno queda absorto por una novela o una película y pierde la noción del resto de las cosas.

Muchas personas utilizan técnicas hipnóticas de manera inconsciente en la vida cotidiana. Los médicos, los vendedores, los creativos publicitarios y los magos emplean la sugestión, la distracción, la relajación y la visualización a diario. Incluso las madres recurren a la sugestión hipnótica, cuando, por ejemplo, les dicen a sus pequeños: «Sana, sana, culito de rana».

Hipnoterapia

La hipnosis ha logrado dejar atrás su asociación con el curanderismo y cada vez gana más aceptación entre la profesión médica. Se usa en medicina y deporte para modificar el modo en el que el cerebro interpreta las experiencias, produciendo un cambio en la percepción y el comportamiento. El uso de la hipnosis con fines terapéuticos recibe el nombre de «hipnoterapia».

LA HIPNOSIS EN LA HISTORIA

El hipnotismo ha tenido una historia accidentada. Su imagen se ha visto empañada por la actuación de algunos hipnotizadores del mundo de la farándula que lo han utilizado como degradante espectáculo público, así como por escritores como Charles Dickens y George du Maurier, quienes han retratado la hipnosis como una fuerza oculta. Estas preconcepciones deben olvidarse. La hipnosis gana cada vez mayor credibilidad como herramienta médica y psicológica de gran valor. Muchos médicos ortodoxos remiten a sus pacientes a hipnoterapeutas. Prácticamente todos los seres humanos, a menos que padezcan alguna deficiencia mental o psicosis, pueden alcanzar el trance hipnótico. Además, una de las grandes ventajas que presenta el uso de la hipnosis como tratamiento es que no tiene efectos secundarios. Si tiene algún reparo en someterse a hipnosis, recuerde que no es posible inducirle a hacer nada en contra de su voluntad, de sus valores o de sus pautas de comportamiento.

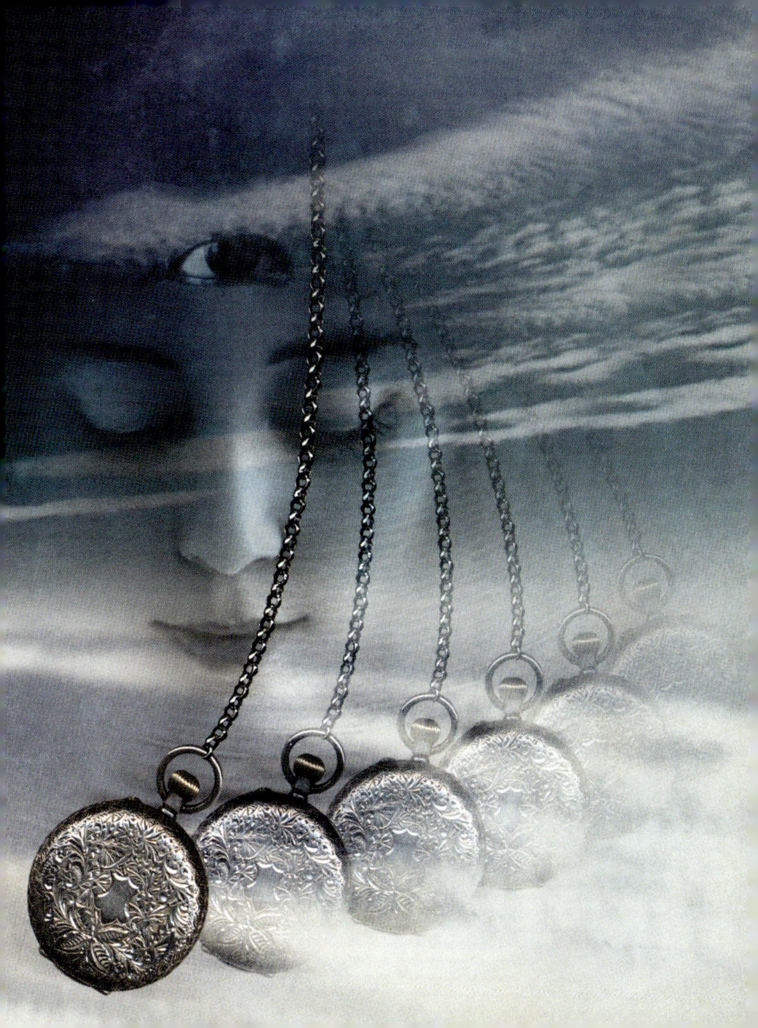

Beneficios de la hipnosis para la salud

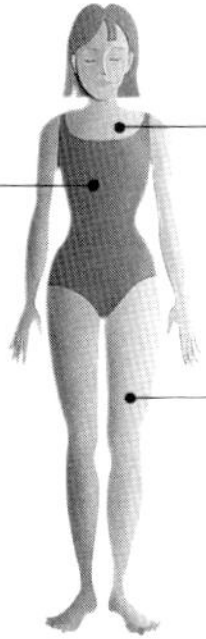

Usos múltiples de la hipnosis
La hipnosis beneficia al cuerpo tanto a nivel mental como físico.

Se ha demostrado que la hipnosis tiene efectos positivos en problemas relacionados con los sentimientos y con el comportamiento, e incluso en casos que implican reacciones involuntarias del cuerpo. Si bien no cura enfermedades como el cáncer, las cardiopatías o las infecciones, sí puede usarse para potenciar el sistema inmunológico y reprogramar nuestra actitud hacia una enfermedad.

Aplicaciones médicas

La hipnosis puede aliviar prácticamente cualquier tipo de dolor. Se usa para tratar la artritis y los problemas de espalda, y, por increíble que parezca, como alternativa natural a la anestesia durante intervenciones quirúrgicas.

Además, ayuda a paliar los síntomas y a reducir los efectos de trastornos crónicos como el síndrome del intestino irritable, el asma o los eczemas. Los dentistas la usan para calmar a los pacientes o aliviar las molestias ocasionadas por la cirugía dental.

Aplicaciones psicológicas

La hipnosis se usa para tratar la ansiedad, la tensión, la depresión, las fobias y las obsesiones y, además, puede ayudar a dejar las adicciones al tabaco, el alcohol o las drogas. Mediante la sugestión, los psicoterapeutas edifican sentimientos positivos respecto a los no fumadores e inducen a rechazar el sabor y el olor del tabaco. En el caso de las fobias, la hipnosis ayuda a reducir la ansiedad que sufre el paciente y le enseña a abordar el problema con calma. Esto se logra recreando una imagen de la situación fóbica en la que la persona aparece relajada. De este modo, se le enseña a medir su reacción. Asimismo, la hipnosis puede emplearse para retrotraer a la gente en el tiempo y deshacer un trauma, ofreciéndole la oportunidad de dar un enfoque distinto a los acontecimientos.

Usos creativos

Son muchos los usos que pueden hacerse del hipnotismo para potenciar la creatividad y el rendimiento. Por ejemplo, puede usarse para aumentar el rendimiento atlético, potenciando la concentración y la resistencia muscular.

En las artes interpretativas, las técnicas hipnóticas permiten liberar el potencial bloqueado. También ayuda a los estudiantes a retener información para realizar exámenes académicos.

CÓMO FUNCIONA

Actualmente, la hipnosis es un fenómeno científico reconocido, si bien sigue sin existir una definición consensuada sobre ella. Algunos científicos creen que incita al cerebro a liberar encefalinas y endorfinas, unas sustancias químicas que regulan el estado anímico y pueden modificar el modo en el que las personas perciben el dolor y otros síntomas físicos. En cambio, el enfoque popular defiende que la hipnosis consiste en desactivar la parte izquierda del cerebro (la mente consciente) y dejar que la parte derecha (el subconsciente) se exprese libremente.

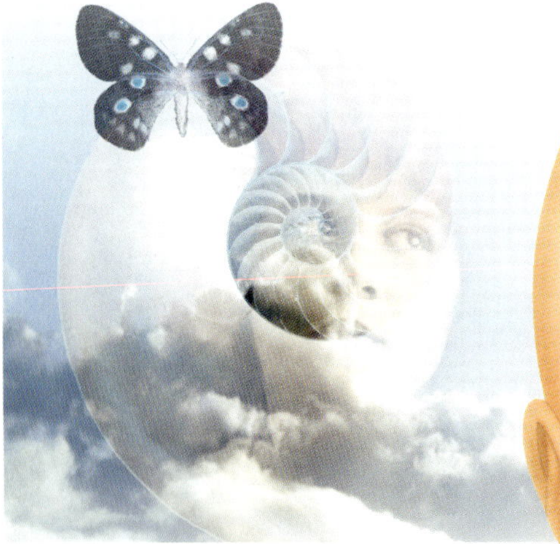

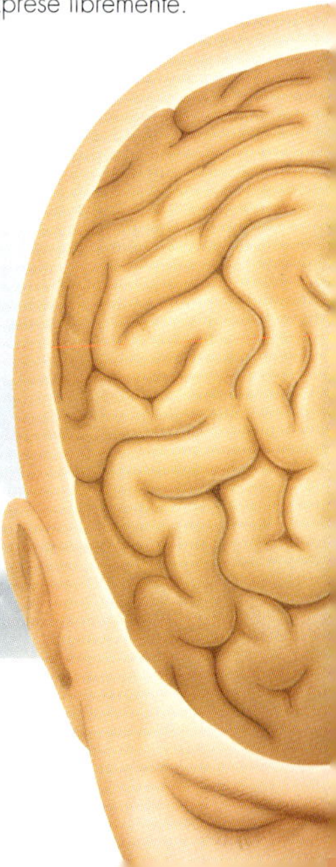

Derecha
El hemisferio derecho del cerebro, el subconsciente, controla las fantasías y la imaginación, que reinan durante la hipnosis.

El hemisferio izquierdo

De acuerdo con el doctor John Gruzelier, psicólogo de la Charing Cross Medical School de Londres, para inducir el trance hipnótico debe estimularse el cerebro para que desconecte el hemisferio izquierdo y permita que el derecho asuma el control. Esto se consigue haciendo que el cerebro se concentre en algo monótono, como una voz susurrante o un reloj oscilante. Una vez que el hemisferio izquierdo se da cuenta de que no hay nada que requiera su atención, cede el control al derecho.

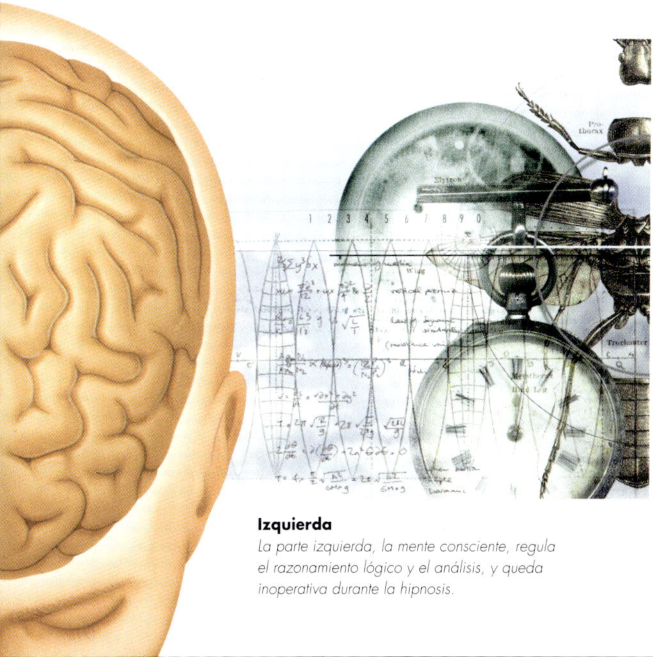

Izquierda

La parte izquierda, la mente consciente, regula el razonamiento lógico y el análisis, y queda inoperativa durante la hipnosis.

Cómo encontrar un buen hipnoterapeuta

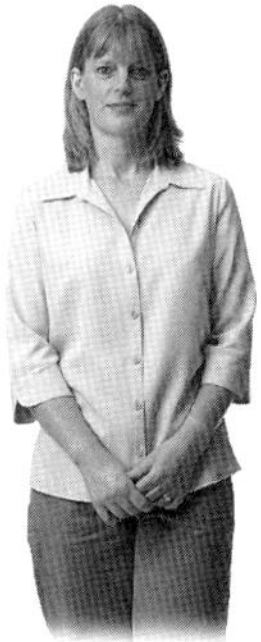

Profesionales de confianza
Uno de los aspectos más importantes de la hipnoterapia es asegurarse de acudir a un profesional reputado.

Recuerde que la hipnosis es una herramienta muy potente. Si bien es posible probar técnicas como la visualización y la relajación básica en casa, no intente tratar problemas médicos o psicológicos graves con autohipnosis sin consultar a un profesional médico cualificado. Del mismo modo que no se tomaría unas pastillas sin conocer su composición e indicaciones, tampoco es aconsejable experimentar libremente con la hipnosis.

Se han registrado casos aislados de intervenciones hipnóticas realizadas por personas sin formación que han provocado trastornos temporales a los pacientes; por ejemplo, mediante una sugestión inadecuada pueden removerse episodios traumáticos y enterrados del pasado, y causar ansiedad.

Credenciales

Por desgracia, son muchos los países en los que no existe una regulación oficial de hipnoterapeutas que le ayude a elegir a un especialista reputado y de confianza. En el Reino Unido, por ejemplo, cualquiera puede practicar la hipnoterapia e, incluso, abrir una escuela de formación con un título rimbombante. En otros países existe aún más confusión, si bien la situación varía en cada caso. En Estados Unidos, por ejemplo, el estado de Indiana ha aprobado una legislación que requiere a los hipnoterapeutas haber recibido al menos 350 horas de formación profesional; en cambio, en la mayoría de estados norteamericanos este requisito no existe.

Es recomendable comprobar siempre que el psicoterapeuta elegido pertenece a una asociación reconocida antes de iniciar el tratamiento. La verificación de las credenciales del especialista no sólo le permitirá corroborar que posee buena reputación, sino asegurarse de que la terapia será eficaz: para que la hipnosis surta efecto, es imprescindible tener plena confianza en las habilidades del psicoterapeuta.

Precaución

No confíe en ningún psicoterapeuta que le asegure poder curar trastornos físicos graves: la hipnosis no debe utilizarse nunca como sustituto de un tratamiento convencional. De modo similar, pese a que trabaja con la mente, la hipnosis no es recomendable en el caso de problemas psicológicos causados por desequilibrios químicos del cerebro, como puedan ser la psicosis, la depresión endógena o el comportamiento antisocial.

¿QUÉ BUSCAR?

Lo ideal es escoger a un hipnoterapeuta que le haya recomendado alguien de confianza. Aunque también puede pedirle consejo a su médico de cabecera o ponerse en contacto con alguna organización profesional para obtener un listado de los psicoterapeutas más próximos a su lugar de residencia. Antes de elegir a un especialista, piense si cree que se sentirá más cómodo con un hombre o con una mujer. Cuando se ponga en contacto con el psicoterapeuta que elija para pedir una cita, asegúrese de que posee experiencia en el tratamiento de su problema.

Investigue

Para tener plena confianza en el psicoterapeuta, hágale todas las preguntas que considere oportunas en su primera visita.

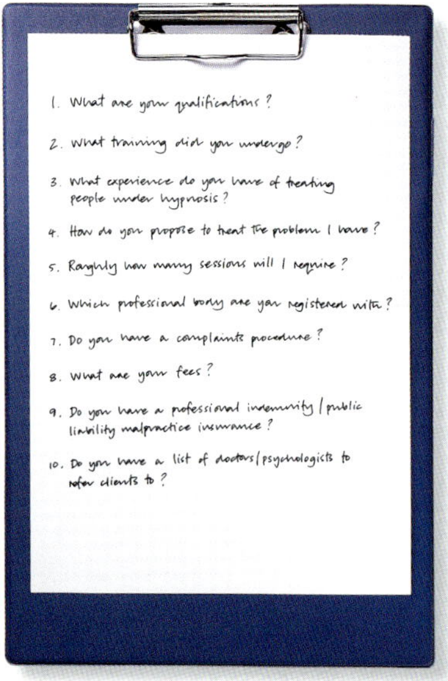

Redacción de un informe

Antes de iniciar la terapia, es recomendable hablar durante un tiempo con el psicoterapeuta para ver si la comunicación es fluida y si sus conocimientos le inspiran confianza. Si no se siente seguro, pregúntele si puede acompañarle un amigo a la consulta. Recele de cualquier psicoterapeuta que se oponga a esta demanda. Durante la primera visita, compruebe si las salas de consulta son silenciosas y le transmiten sensación de intimidad. Los portazos y gritos pueden interrumpir el desarrollo de las sesiones.

El psicoterapeuta

La personalidad del terapeuta es casi tan importante como su formación profesional: debe hacerle sentirse bien.

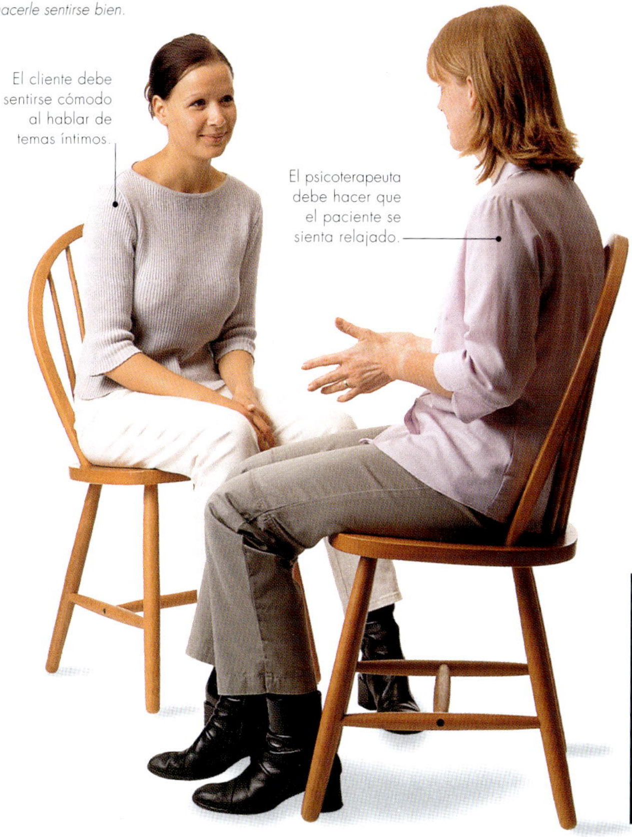
El cliente debe sentirse cómodo al hablar de temas íntimos.
El psicoterapeuta debe hacer que el paciente se sienta relajado.

Usos ancestrales de las técnicas hipnóticas

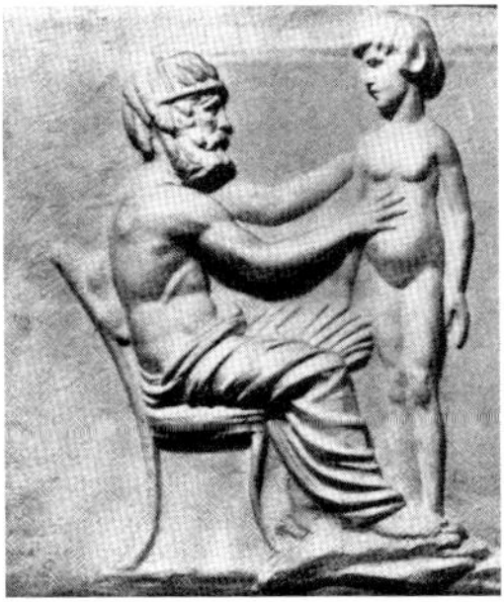

Práctica histórica
La hipnoterapia se ha considerado una herramienta médica eficaz desde tiempos inmemoriales.

El uso de los estados de trance para aliviar las enfermedades se remonta a los inicios de la historia de la medicina. Hace más de cuatro mil años, el fundador de la medicina china, Wang Tai, empleaba las palabras como herramienta de sanación. También los jeroglíficos hallados en las tumbas egipcias dan fe de una forma de hipnosis datada antes del 3000 a.C.

El documento escrito más antiguo en el que se mencionan curas hipnóticas es el papiro de Ebers, que describe prácticas de la medicina egipcia previas a 1552 a.C. El papiro menciona a un médico que colocaba las manos en la cabeza de sus pacientes e, invocando unos poderes terapéuticos sobrehumanos, profería extraños sonidos y frases sugestivas que curaban al enfermo. El rey Pirro de Epiro, el emperador Vespasiano, Francisco I de Francia y otros reyes franceses hasta Carlos X también se sometieron a este tipo de curación.

Hipócrates, el médico griego considerado el «padre de la medicina» es célebre por haber hablado de este fenómeno, acerca del cual afirmó que «el alma ve con los ojos cerrados las aflicciones que sufre el cuerpo».

La hipnosis en la Biblia

El primer uso de la hipnosis que registra la Biblia se encuentra en el Génesis 2, 21–22: «Entonces Yahvé-Dios hizo caer sobre el hombre un profundo sopor, y el hombre se durmió. Y le quitó una de sus costillas, y cerró nuevamente la carne en su lugar». Dios utilizó la hipnosis como anestésico para que Adán no sufriera dolor mientras le extraía la costilla. En los Hechos, se menciona a un apóstol que sanaba a los enfermos mirándoles a los ojos. «Este hombre escuchaba a Pablo, quien, fijándose en él y viendo que tenía fe para ser curado, dijo en alta voz: "Ponte derecho sobre tus pies". Dio él un salto y echó a andar.» (Hechos 14, 9–10).

Hay quien cree que el sueño de Saúl (Samuel I, 26; 12) y Job (Job 4, 13; 33 y 15) era similar al trance hipnótico y que Jesús inducía trances en los enfermos a los que sanaba.

La hipnosis en la guerra

Gengis Khan, el gobernador mongol del siglo XIII cuyo imperio se extendía desde el mar Negro hasta el Pacífico, empleaba la sugestión en grupo.

TEMPLOS DEL SUEÑO

El vínculo antiguo con la hipnosis moderna más conocido son los templos del sueño de los egipcios, los griegos y los romanos. Los templos del sueño egipcios, situados a orillas del río Nilo, aparecieron alrededor del siglo V a.C. y estaban dedicados a la diosa de la fertilidad, Isis, a quien también se atribuían poderes curativos. Un médico-sacerdote inducía al sujeto del ritual a un sueño magnético durante el cual se creía que Isis se le revelaba y le indicaba tanto el diagnóstico como el tratamiento. El culto al sueño se extendió a Grecia, donde se construyeron los templos de Asclepio durante el siglo IV a.C. Se piensa que se erigieron entre doscientos y trescientos. Asclepio era el dios grecorromano de la medicina y se creía que curaba a los enfermos apareciéndoseles en sueños.

Rituales de sanación
Antiguamente se creía que los sacerdotes podían sanar a los enfermos con sólo tocarlos.

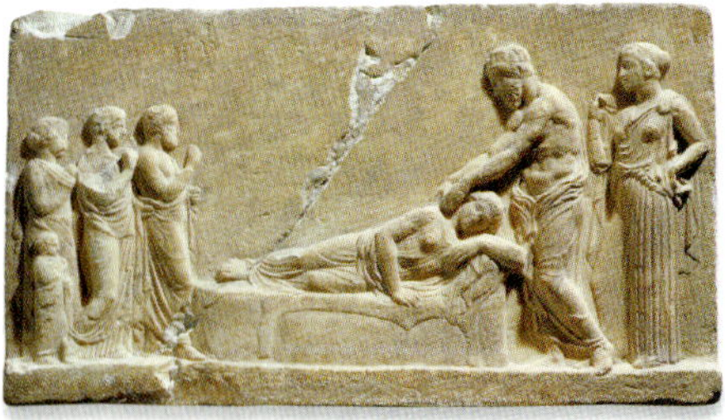

Técnicas curativas

Las técnicas de inducción utilizadas en los templos del sueño se asemejaban mucho a los métodos que se desarrollaron más tarde y, en especial, a las técnicas de Franz Anton Mesmer (*véanse* págs. 24–25). Entre ellas se incluían la sanación con las manos, el uso de magnetismos, la curación mediante la atención visual y el uso de cánticos rítmicos y de formas musicales.

Para sanar, los enfermos griegos se adentraban en el Abaton, la sala del sueño sagrado. Antes debían purificarse físicamente, dándose un baño, y espiritualmente, realizando ofrendas al templo. Si bien muchos miembros de la sociedad griega afirmaban que las curaciones eran reales, algunos intelectuales sostenían que se trataba de un fraude.

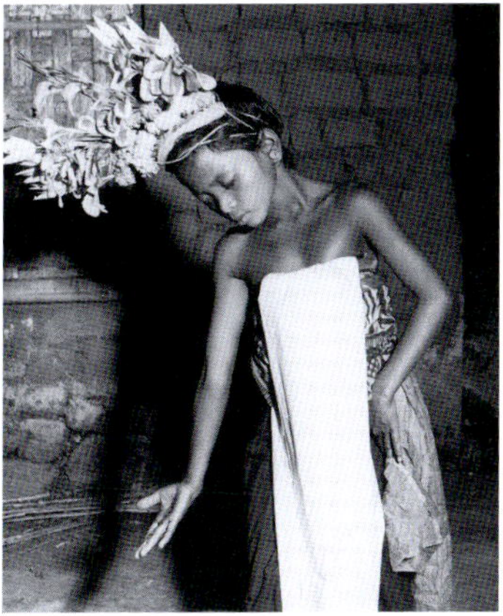

Dulces sueños

En el templo, los pacientes intentaban invocar la aparición de Asclepio, quien les daba las instrucciones para su tratamiento.

Terapia del color

Las paredes del templo eran de distintos colores, ya que se creía que ello contribuía al proceso de curación.

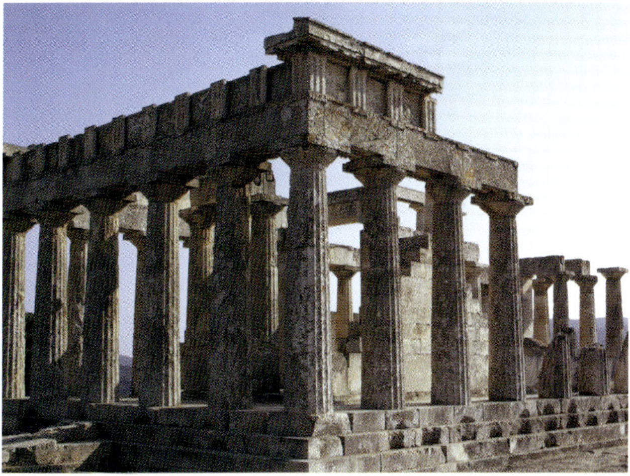

Precursores de la terapia hipnótica

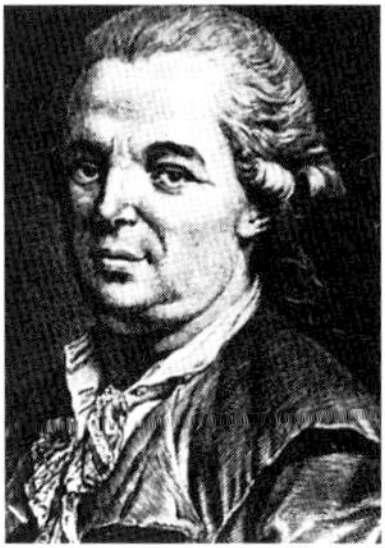

Franz Anton Mesmer
Al llegar a París en 1778, Mesmer se convirtió en un personaje de culto por su método del «magnetismo animal».

Los orígenes de la hipnoterapia moderna cabe buscarlos en el siglo XVIII, fecha en la que un extravagante médico austriaco llamado Franz Anton Mesmer (1734–1815) emigró a París y desarrolló su teoría del «magnetismo animal». Tildado de charlatán por muchos de sus coetáneos, Mesmer se considera hoy en día un pionero del hipnotismo y de la psicoterapia.

¿Ciencia o escándalo?

Mesmer creía que las enfermedades estaban provocadas por desequilibrios entre las fuerzas magnéticas del cuerpo y que podía restablecer la salud del enfermo canalizando el magnetismo a través de su propio cuerpo. Para hacerlo aplicaba los que denominó «pases magnéticos»: desplazaba las manos con movimientos largos y amplios sobre la piel del paciente, rozándola. Tras un lapso que iba desde unos minutos a más de una hora, el sujeto entraba en «trance» mesmérico o «coma».

Mesmer bautizó aquella fuerza con el nombre de «magnetismo animal» porque creía que afectaba al tejido nervioso del cuerpo humano. Sus pacientes afirmaban que los había curado de enfermedades tales como la ceguera o el reumatismo. Lo que Mesmer no pareció percibir es que su arte producía autohipnosis, lo cual ayudaba a los pacientes a usar el poder de su subconsciente para sanarse.

Lucha contra el escepticismo

La perdición de Mesmer fue su anhelo de ser reconocido no sólo por el gran público, sino también por la profesión médica. Su impopularidad entre los círculos médicos convencionales crecía a medida que el magnetismo animal ganaba adeptos, a expensas de los médicos ortodoxos. Los escépticos persuadieron al rey Luis XVI para que nombrara una comisión que investigara la veracidad del magnetismo animal.

La comisión solicitó a Mesmer que magnetizara un vaso de agua y, secretamente, lo cambió por otro vaso distinto. La paciente que ingirió el agua recreó los síntomas clásicos del trance, lo cual indujo a la comisión a concluir que Mesmer era un fraude y que la causa de sus curaciones se debía más a la imaginación que al magnetismo.

Mesmer abandonó París sumido en la desgracia, pero sus seguidores continuaron sus prácticas; eso sí, suprimiendo la teatralidad del tratamiento.

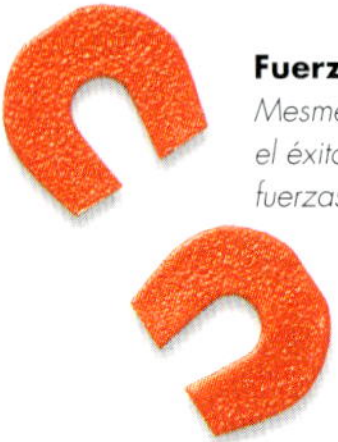

Fuerza irresistible

Mesmer atribuyó erróneamente el éxito de su tratamiento a las fuerzas del magnetismo.

PRIMEROS TRATAMIENTOS

Varios escritores han legado vívidos relatos del salón que Mesmer poseía en el hotel Bullion de París, donde éste creaba un ambiente místico con ayuda de luces, música y muchos espejos, pues creía que el magnetismo animal podía reflejarse. Los pacientes se sentaban alrededor del legendario «baquet», el aparato que Mesmer diseñó para almacenar el magnetismo animal y poder curar a varias personas al mismo tiempo. El baquet, una cuba de madera, estaba lleno de limaduras de hierro y botellas de agua magnetizada de las que salían varas de hierro móviles. A través de varios orificios labrados en la parte superior, los pacientes alcanzaban las varas y recibían su «fluido magnético». Para potenciar la circulación de dicho fluido, las personas de la sala debían unir sus manos.

El método de Esdaile

El cirujano escocés James Esdaile (1808–1859) efectuó más de 250 operaciones, como amputaciones de extremidades y extracciones de tumores, utilizando el mesmerismo como único anestésico. Descubrió que al mesmerizar a un paciente para calmarle el dolor, desaparecían también las rojeces e hinchazones. El método habría sobrevivido de no ser por el descubrimiento del cloroformo.

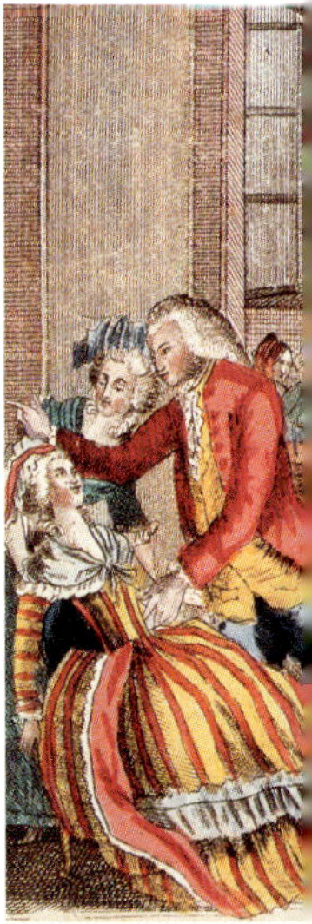

La crisis

Cuando el fluido magnético circulaba sin obstáculos, se producía una «crisis» que provocaba en los pacientes risas, llantos y desmayos.

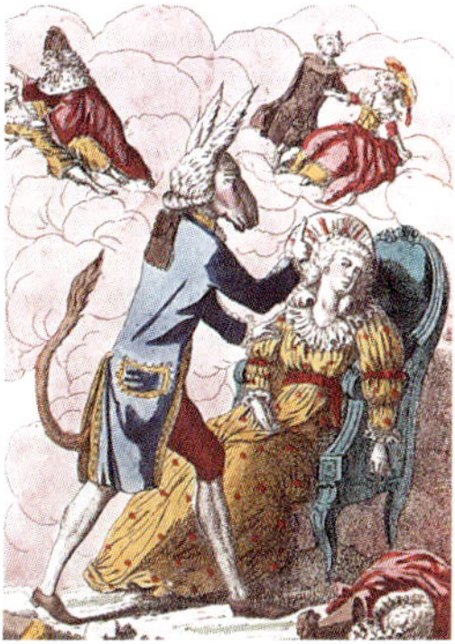

Hazmerreír

Pese a su éxito inicial, Mesmer fue ampliamente ridiculizado durante su carrera.

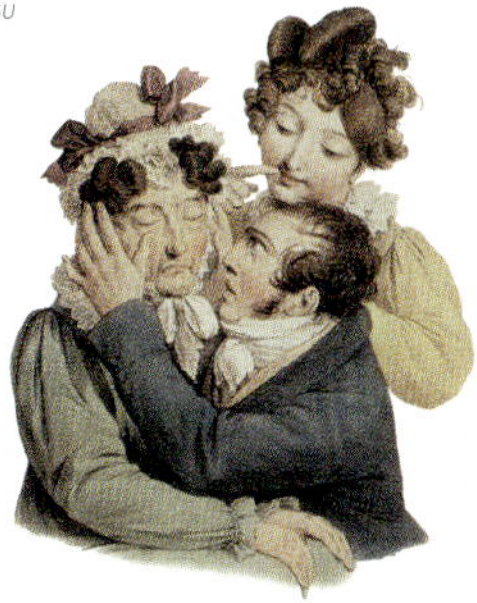

Pionero

En retrospectiva, queda claro que Mesmer fue un precursor de la hipnoterapia moderna.

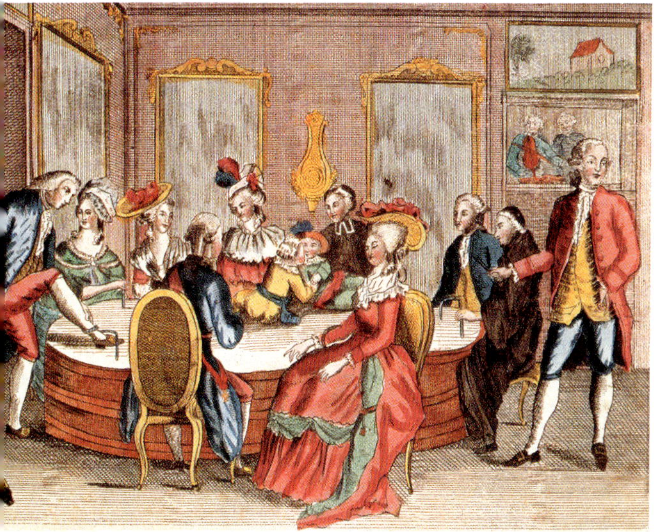

Nueva ola de interés científico

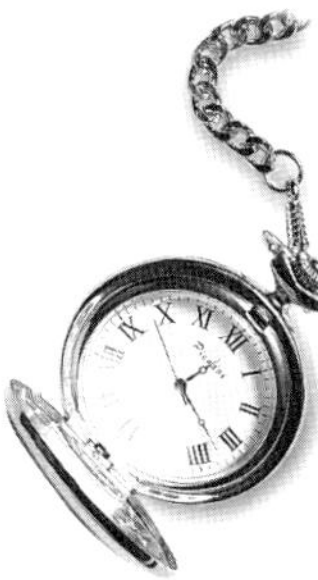

Avances británicos

James Braid inducía el estado hipnótico pidiendo a sus pacientes que miraran fijamente un punto durante unos minutos. A él debemos también el reloj pendular.

James Braid (1795–1860), un oftalmólogo escocés afincado en Manchester, quien en 1841 acuñó el término «hipnosis» a partir de la palabra griega *hipnos* (sueño), reavivó el interés por las propiedades curativas del trance. La curiosidad de Braid se despertó al ver un acto de mesmerismo. Braid creía que el fenómeno se debía a las propiedades del sistema nervioso, el cual, al quedar agotado, daba paso al estado hipnótico.

Y aunque la teoría neurológica de Braid era errónea, la basó en hechos fisiológicos y anatómicos, empleando jerga científica, lo cual le hizo gozar de credibilidad entre los científicos.

Investigaciones en Francia

Fallecido Braid, el interés por el hipnotismo decayó en Gran Bretaña, al tiempo que, durante el último tercio del siglo XIX, empezaba a recibir atención por parte de científicos respetables de Francia. El más destacado fue el neurólogo Jean-Martin Charcot (1825–1893), del hospital de la Salpêtrière, responsable de la guardia de varios pacientes afectados de histeria, quien defendió que la hipnosis era similar a la histeria tras comprobar que muchos de los fenómenos hipnóticos inducidos por sugestión presentaban los mismos síntomas que los trastornos histéricos.

Charcot cometió el gran error de afirmar que la hipnosis era un estado patológico que únicamente podía inducirse en personas con afecciones mentales. Su discípulo, Pierre Janet, desarrolló la hipnosis, considerando este estado provocado artificialmente como un trastorno de «disociación» en el que una parte de la mente funciona independientemente de las demás.

Auguste Ambroise Liébault (1823–1903), doctor en Medicina, e Hippolyte Bernheim (1837–1919), catedrático de Psicología en la Universidad de Nancy, fueron los primeros en considerar la hipnosis un fenómeno normal de origen psicológico. Ambos creían que podía utilizarse con fines terapéuticos.

A medida que el siglo XIX se aproximaba a su fin, el interés por el hipnotismo volvió a disminuir. Paradójicamente, este hecho coincidió con el reconocimiento, en 1892, de la hipnosis como práctica terapéutica por parte de la British Medical Association.

SIGMUND FREUD

A finales del siglo XIX, el neurólogo Sigmund Freud (1856–1939) presenció cómo se hipnotizaba a pacientes mentales en el hospital de la Salpêtrière, en París. Esta experiencia fue una de las mayores inspiraciones para el posterior desarrollo de su teoría del psicoanálisis. El modo en el que los pacientes se comportaban bajo la hipnosis le reveló que bajo nuestra conciencia diaria subyace otro nivel de conciencia que afecta a nuestro comportamiento sin que los sepamos. Aunque no fue el primero en realizar esta observación, Freud identificó la mente «inconsciente» como una de las causas principales de las psicopatologías.

La clave de los recuerdos

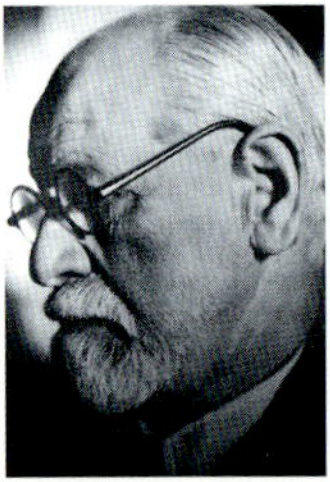

Escéptico
Freud consideraba inútil el hipnotismo, ya que, según él, era imposible predecir si un paciente era o no susceptible.

Freud descartó el uso de la hipnosis como herramienta para desbloquear los recuerdos reprimidos. Uno de los motivos que le llevó a hacerlo fue que no era una persona dotada para inducir el trance. Además, creía que la liberación de los síntomas neuróticos de la hipnosis no ayudaba al paciente a entender la naturaleza de sus síntomas y dejaba las causas de la neurosis intactas. Su desconfianza en los procedimientos psicoterapéuticos, que en su opinión se basaban más en la autoridad que en el análisis racional, pudo influir en esta percepción. Los nuevos métodos de Freud propiciaron el abandono generalizado de la hipnosis a principios del siglo XX.

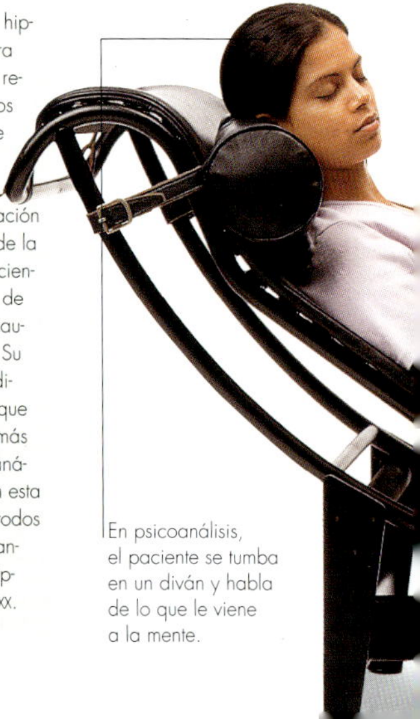

En psicoanálisis, el paciente se tumba en un diván y habla de lo que le viene a la mente.

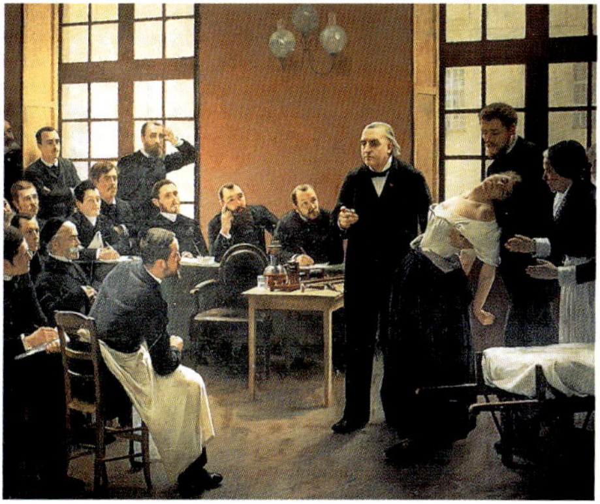

De casta le viene al galgo

Freud fue alumno de Charcot en el hospital de la Salpêtrière, trabajó con Janet y tradujo el libro de Bernheim sobre la hipnosis y la psicoterapia al alemán, gracias a lo cual se familiarizó con las técnicas del hipnotismo vigentes en la época.

El fenómeno de la transferencia, en el cual el paciente transfiere sentimientos pasados sobre personas al analista, tiene algunos puntos en común con la regresión hipnótica.

Terapia psicoanalítica

Freud desarrolló el psicoanálisis para explicar la personalidad y el comportamiento en términos de deseos y conflictos inconscientes. Según su teoría, la personalidad se compone del *id* o *ello* (que incita al individuo a la búsqueda del placer), del ego (que media entre los deseos internos y la realidad) y del superego (derivado de los patrones sociales y morales inculcados por los padres).

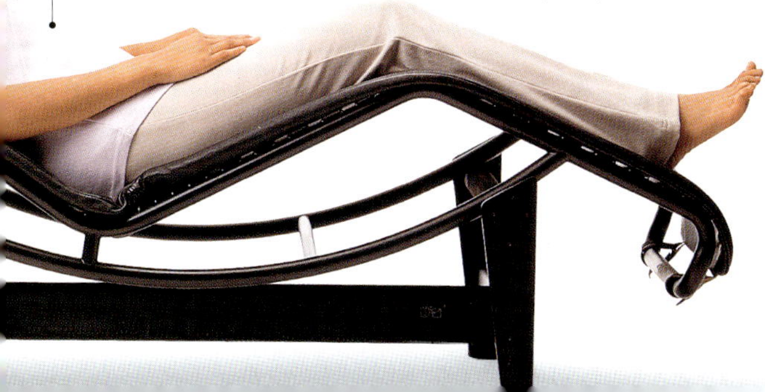

La hipnosis en el siglo XX

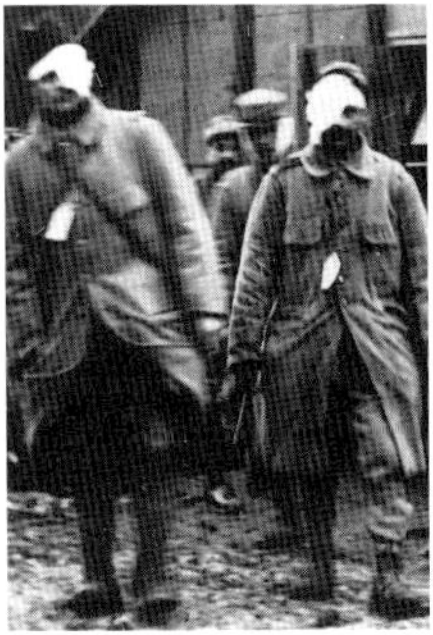

Heridos en marcha
Soldados de un hospital de campaña en Meuse, Francia, durante la Primera Guerra Mundial. La hipnoterapia se usó para tratar a los soldados retornados.

Durante la primera y la segunda guerras mundiales, se usó la hipnosis para tratar el estrés postraumático. En 1955, la British Medical Association había aprobado la hipnoterapia como tratamiento médico válido y, tras ella, lo hizo la American Medical Association (AMA) en 1958. El período que siguió a 1960 fue la edad de oro de la hipnosis. Como parte del movimiento de psicología humanista, una especie de reacción contra las limitaciones ideológicas del conductismo y del obsoleto determinismo del psicoanálisis freudiano, la hipnosis empezó a emplearse para usos no médicos, como la motivación, la liberación de la creatividad y el control de dependencias. La idea era que, si se conseguía ayudar a las personas a entenderse a sí mismas y reprogramar sus mentes, éstas podrían desarrollar su potencial creativo.

Progresos

La hipnosis pasó a considerarse un método posible para tratar ciertos problemas psicológicos. La obra del psiquiatra y psicólogo estadounidense Milton Erickson, entre otros, demostró que la hipnosis podía desarrollarse y utilizarse de manera creativa y que su aplicación no se restringía al simple uso de la sugestión directa realizada de modo autoritario.

John Butler, profesor universitario de Psicología Médica y Neurociencia en el King's College de Londres, sostiene que la medicina ortodoxa cometió el error de no saber curar a los afectados por enfermedades psicosomáticas, muchas de las cuales se achacaban al estrés. Esto ha propiciado el aumento del uso de la hipnosis en los últimos treinta años. Se ha demostrado que la hipnosis resulta beneficiosa para tratar enfermedades psicosomáticas.

Milton Erickson

Milton Erickson, psiquiatra y psicólogo estadounidense, es aclamado como uno de los principales contribuyentes a la aceptación para uso médico tanto del hipnotismo como del arte de la hipnoterapia. Erickson creía que incluso los pacientes considerados difíciles de hipnotizar pueden asimilar nuevos modos de pensamiento y aprendizaje sin ser conscientes de estarlo haciendo. Erickson se comunicaba contando historias, inventando metáforas y relatando anécdotas. Creía que las sugestiones se abren camino entre las facultades más críticas del sujeto, lo cual, en algunos casos, puede evitar que opongan resistencia.

HIPNOSIS EN TIEMPOS DE GUERRA

El interés por la hipnosis renació durante la Primera Guerra Mundial, cuando se usó por sí sola o combinada con psicoanálisis para ayudar a los soldados afectados por neurosis de guerra. En ocasiones se empleó como analgésico para el campo de batalla. Si bien su uso decayó concluida la guerra, varios laboratorios psicológicos siguieron estudiándola, como el de Clark Hull, psicólogo estadounidense reputado y mentor de Milton Erickson. Su uso se reavivó en la Segunda Guerra Mundial, durante la cual se empleó para tratar el estrés postraumático, el nuevo nombre de la neurosis de guerra.

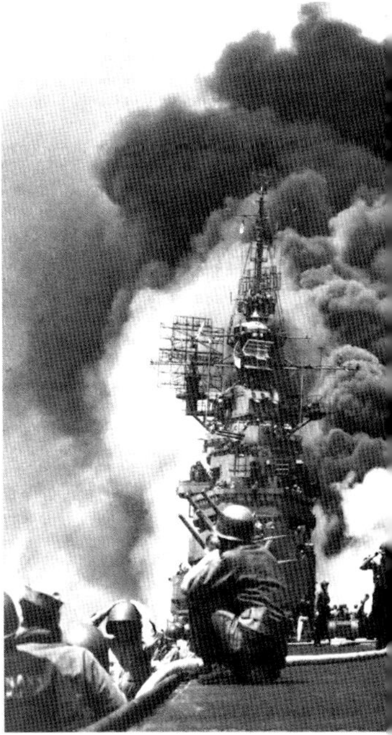

Avezado en la lucha
El personal de servicio presencia incidentes violentos diariamente en los períodos bélicos.

Testigo ocular

En 1944, durante la Segunda Guerra Mundial, Margaret Draper, quien hoy cuenta con más de 70 años de edad, trabajaba como enfermera en Francia, en la sección de urgencias de un hospital de campaña al que llegaban enfermos malheridos. Recuerda que la hipnoterapia se utilizaba habitualmente por entonces para tratar a los pacientes heridos cuando el hospital se quedabasin provisiones de anestésicos.

Devastación

Al regresar a sus hogares, los soldados necesitan ayuda para superar el estrés.

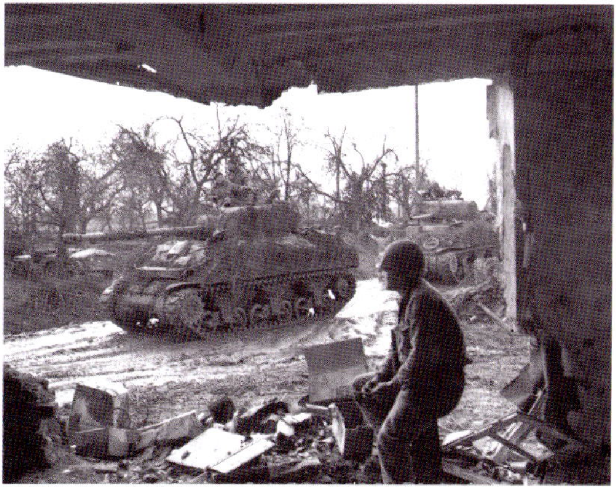

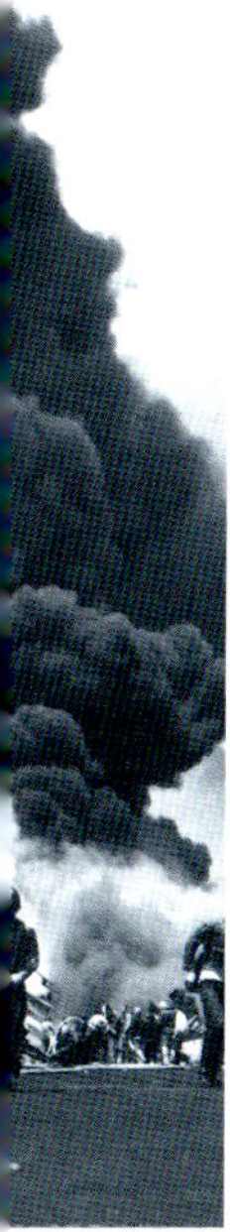

Desencanto

Ciertos incidentes, como el interrogatorio con armas a un soldado estadounidense mostrado en esta fotografía, pueden tener efectos a largo plazo en el bienestar psicológico de los afectados.

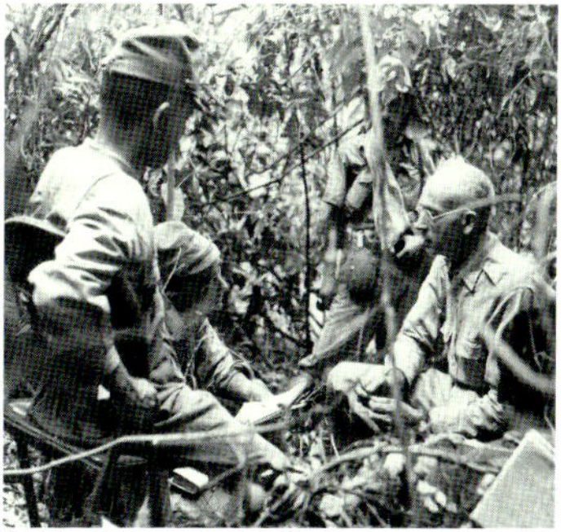

La reputación de la hipnosis hoy en día

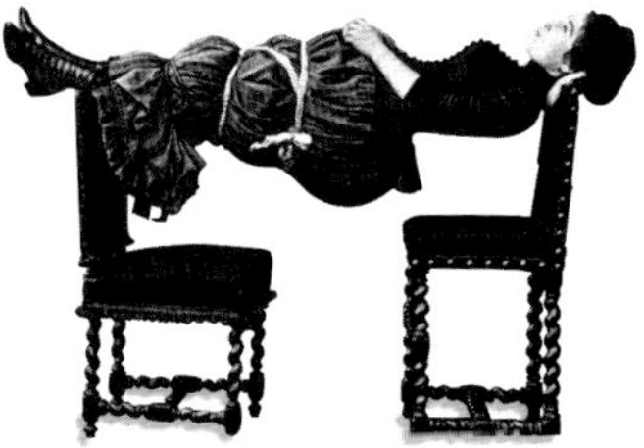

Tablas humanas

En la «tabla humana», que popularizaron los hipnotizadores victorianos, la rigidez muscular se induce bajo hipnosis de tal modo que el sujeto pueda sostenerse con sólo apoyar la cabeza en el respaldo de una silla y los tobillos en otra.

La hipnosis y el mesmerismo siempre han ejercido una enorme fascinación en la imaginación del gran público. Sus técnicas han supuesto un vehículo perfecto para el entretenimiento y la ficción. La tradición del espectáculo hipnótico se remonta a hace más de 150 años, a principios del siglo XIX. En la década de 1830, John Elliotson, catedrático de Medicina Práctica en el University College de Londres, invitó a algunos mesmeristas franceses a realizar una serie de demostraciones públicas de su técnica. La actuación más aplaudida fue la de Elizabeth O'Key, una joven criada, callada y muy reservada, quien, por arte del mesmerismo, se transformó en una persona traviesa y divertida que regaló al público con sus chistes. Los hipnotizadores de la era victoriana hacían beber tinta tranquilamente a personas del público haciéndoles creer que era vino.

Relatos de ficción

La hipnosis y el mesmerismo tienen una gran presencia en la ficción de la época. En *Oliver Twist*, de Charles Dickens, los lectores de hoy en día sienten confusión ante las descripciones narrativas de la capacidad de Oliver para ver eventos que suceden a kilómetros de distancia cuando está aparentemente dormido. Los lectores de finales de la década de 1830, en cambio, reconocían fácilmente el estado «magnético» en el que entraba Oliver. El propio Charles Dickens iba a convertirse en un entusiasta de la práctica del mesmerismo. De modo similar, la hipnosis se asociaba con la actividad creativa en un célebre pasaje de la famosa novela de George du Maurier, *Trilby*. Cuando Trilby es hipnotizada por el siniestro personaje de Svengali, la cantante adquiere una voz «inmensamente dulce, fresca y llena de matices».

La hipnosis es también un tema predilecto entre cineastas. *Recuerda* (1945), con Ingrid Bergman y Gregory Peck, describe los intentos de un psiquiatra por usar la hipnosis para reavivar un recuerdo traumático de la infancia que la paciente ha suprimido. En *Teléfono* (1977), un hipnotizador ejerce tal poder sobre los individuos que puede incitarlos a asesinar con sólo una llamada telefónica. Y qué decir de la inolvidable imagen de Drácula, haciendo que jóvenes núbiles entren en trance antes de chuparles la sangre.

EL TRANCE COMO ESPECTÁCULO

Un procedimiento habitual al inicio de todo espectáculo de hipnosis suele ser seleccionar a los miembros del público más susceptibles de ser hipnotizados. Una técnica consiste en pedir a los integrantes del grupo que se estrechen las manos y luego sugestionarlos para que no puedan soltarse. Algunas personas no podrán separarse y, así, se identificarán como individuos fácilmente sugestionables. A algunos psicólogos les horroriza que las personas se dejen hipnotizar en un entorno no clínico ya que no se da la oportunidad de realizar una entrevista previa a la sesión para desentrañar qué sugestiones pueden ser inadecuadas para ellas. Además, afirman que los sujetos no pueden saber si han recibido sugestiones posthipnóticas.

Dotes de hipnotizador

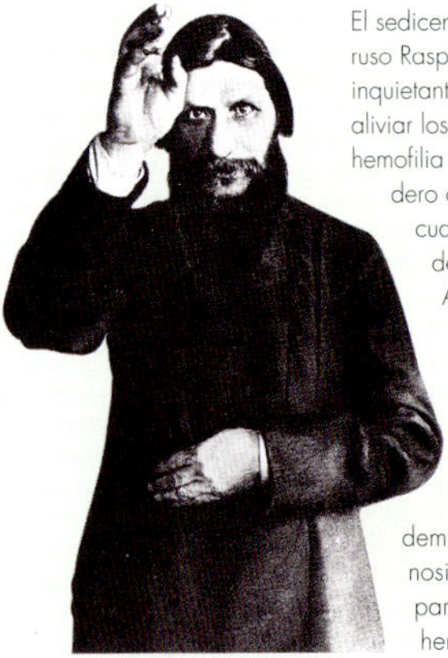

El sedicente líder religioso ruso Rasputín exhibió una inquietante habilidad para aliviar los síntomas de la hemofilia en Alexei, el heredero al trono imperial, lo cual le valió los favores del zar y la zarina. Algunos estudiosos han sugerido que el poder de Rasputín se debía a sus dotes de hipnotizador. Los estudios más recientes demuestran que la hipnosis puede emplearse para detener las hemorragias.

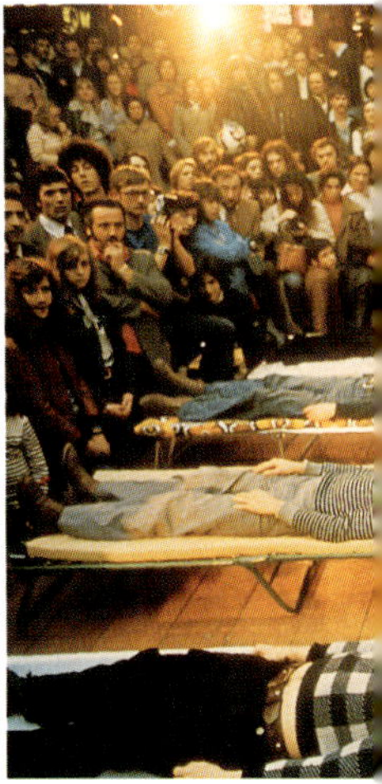

Acción legal

El hipnotizador británico Paul McKenna fue demandado por Christopher Gates, un hombre que se ofreció voluntario a participar en uno de sus espectáculos y a quien hizo bailar como una bailarina y meterse en la piel de un conductor de autobús y de un ganador de lotería. Gates alegó que, tras someterse a hipnosis, su personalidad cambió y se le diagnosticó un episodio de esquizofrenia aguda. El tribunal falló en contra de Gates, sosteniendo que su trastorno mental fue fruto de la casualidad.

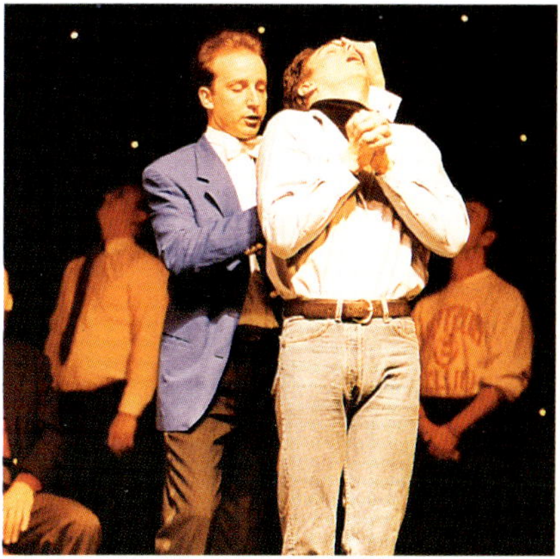

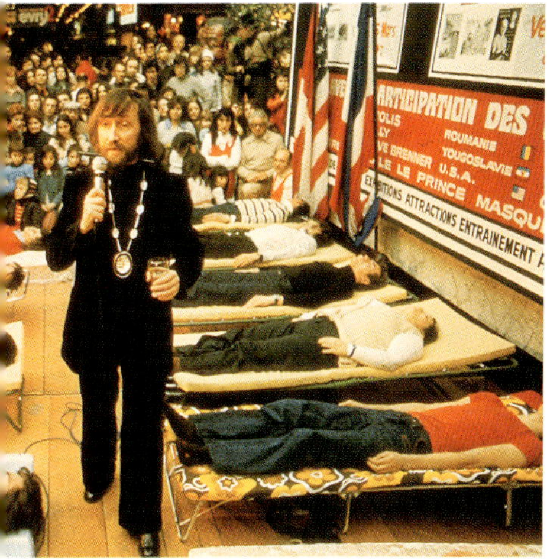

Postura legal

En el Reino Unido, la Ley de la Hipnosis de 1952 permite a las autoridades locales imponer condiciones a una licencia de espectáculo público para regular o prohibir la hipnosis. Además, prohíbe hipnotizar a menores de 21 años.

Trucos del oficio

Los hipnotizadores logran que los miembros del público se desinhiban accediendo a las zonas creativas de su cerebro.

La práctica de la hipnosis en otras culturas

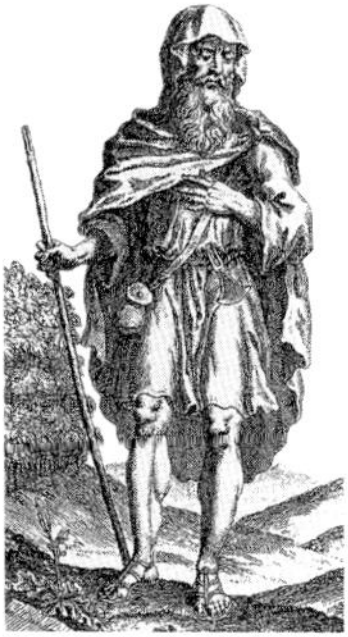

Druidas

Practicado en tiempos precristianos en Gran Bretaña, la Galia e Irlanda, el druidismo incluía una forma de hipnosis.

La hipnosis aparece en la filosofía y la religión de muchas sociedades distintas de todo el planeta. Los druidas llamaban al trance «sueño mágico». Los indígenas americanos y algunas culturas africanas conocen el efecto hipnótico de los tambores y la danza, gracias a los cuales la mente consciente deja que el subconsciente se exprese libremente.

Curación

Para preparar las curas, los chamanes han seguido por tradición ciertas prácticas que potencian su capacidad mental para la concentración. Se ubican en entornos físicos que no ofrecen ningún tipo de distracción, como un espacio totalmente aislado en medio de la selva o una cueva, y se acomodan para descender al «inframundo». En la práctica, esto suele consistir en ver una gruta en la Tierra a través de la que inician un viaje. Dicho viaje suele ir acompañado por sones de tambor, cantos y salmodias. Estos temas repetitivos y constantes permiten a la mente subconsciente del chamán centrarse en el paciente para desear fervientemente que el enfermo sane.

La curación mediante sugestión, con o sin trance hipnótico, es común a la mayoría de las culturas ancestrales, si no a todas. Los místicos y santos religiosos de diversas culturas han descrito estados de trance extáticos inducidos por procesos como la meditación, la oración, los salmos y los rituales religiosos. Parece que los milagros de los evangelios cristianos también recurrían a la sugestión, ya que siempre se recalca que los enfermos sanaban gracias a su fe. Ninguna escuela de psicología, religión o filosofía parece tener el monopolio sobre los estados de trance. Se trata de un fenómeno universal. Existen infinidad de teorías sobre la hipnosis. En el pasado se creía que la provocaban los dioses, que se debía a poderes mágicos o a espíritus. Hoy se tiende a pensar que el estado hipnótico es consecuencia de la autosugestión.

El misterio del hipnotismo

En el transcurso de la historia, una elite ha atesorado los conocimientos sobre el trance rodeándolo de misticismo. Como resultado, éste sigue considerándose una ciencia oculta, lo que ha dificultado su aceptación general.

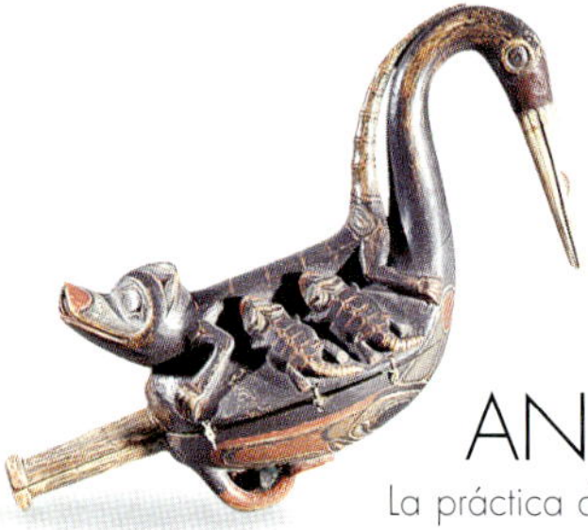

MÁSCARA DE UN CHAMÁN

ANDAR SOBRE FUEGO

La práctica de andar sobre el fuego, o mejor dicho sobre brasas, es una de las técnicas de transformación más antiguas conocidas. La practican los hindús, los budistas tibetanos y los indios americanos y, en la actualidad, está experimentando un resurgimiento. En EE.UU., más de treinta mil personas la han probado para lograr mayor fuerza emocional y espiritual. Afirman que ayuda a superar la ansiedad y a potenciar la autoestima. También se dice que quienes la practican se vuelven insensibles al dolor (analgesia) mediante la autohipnosis. Los escépticos sostienen que las brasas de la madera no conducen el calor con la rapidez necesaria para provocar quemaduras y que, además, la humedad de la hierba protege los pies.

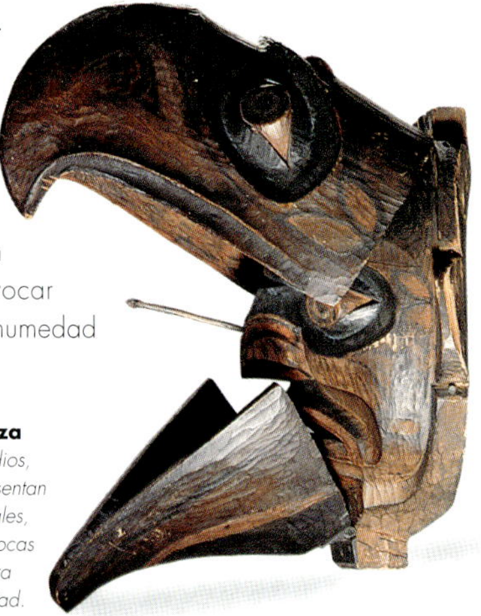

Prueba de fortaleza
Los chamanes amerindios, cuyas máscaras representan a sus antecesores tribales, caminan sobre lava, rocas o brasas ardiendo para purificar a su comunidad.

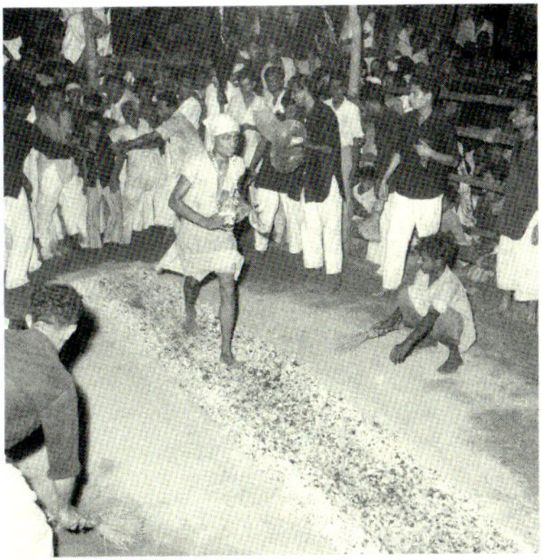

Dislocación

La autohipnosis ayuda a quienes caminan sobre ascuas a disociar zonas vitales del cerebro de los mensajes físicos que envía el cuerpo.

Diferencias culturales

No son muchas las diferencias entre inducir un estado de trance mediante rituales tribales y la hipnosis clínica.

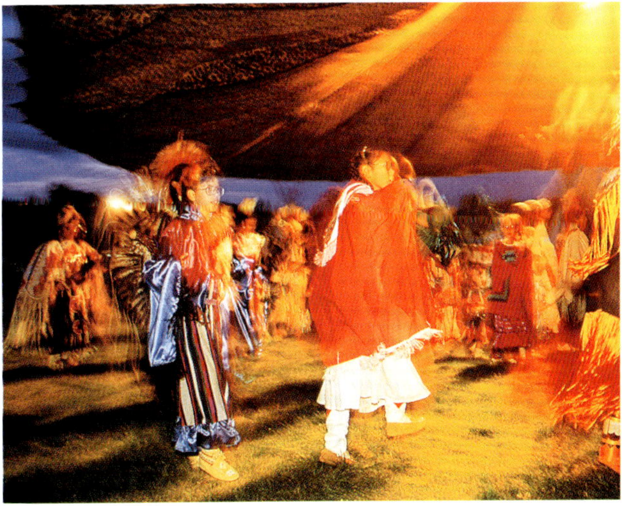

La hipnosis en el reino animal

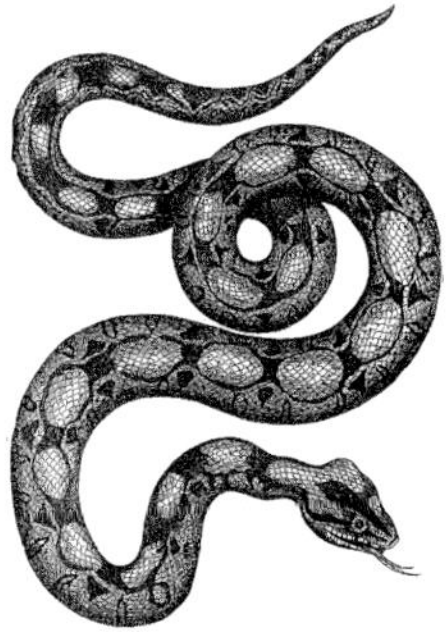

La serpiente en la hierba
La leyenda popular sostiene que las serpientes hipnotizan a sus víctimas para inmovilizarlas y convertirlas en presas fáciles.

La hipnosis no es un fenómeno exclusivamente humano: se sabe que hay más de 50 especies animales susceptibles de sufrir «hipnosis animal».

Hipnosis animal

Se conoce por «hipnosis animal» a un curioso estado de inmovilidad y parálisis parcial que puede inducirse en los animales. Los pollos, por ejemplo, pueden hipnotizarse si se los coloca de lado en una superficie plana y se les sujeta durante 30 segundos. En un principio, el pollo ofrece resistencia, pero va cediendo paulatinamente hasta quedar totalmente quieto. También los conejos y las cobayas pueden hipnotizarse si se les altera la percepción espacial, tumbándolos boca arriba.

El estado de letargo en el que entran los animales para pasar el invierno también se considera una forma de hipnotismo. Existe una teoría que defiende que la hipnosis en humanos es un vestigio evolutivo, como el apéndice, que hemos conservado desde tiempos ancestrales.

Algunas pruebas apuntan a que las diferencias en la susceptibilidad de los individuos son un factor hereditario y que una formación selectiva puede potenciar este rasgo.

Caricias hipnotizadoras

Otro método para hipnotizar a animales consiste en acariciarlos rítmicamente. Los pescadores conocen bien el método de «acariciar a las truchas», considerado una forma de hipnosis. El pescador desliza la mano en el estanque en el que merodea el pez y empieza a acariciarle la parte inferior con suma delicadeza. Al hacerlo, el pescador adormece al animal y puede sacarlo con la mano del agua.

Miedo a los depredadores

Charles Darwin creía que los animales fingían su muerte mediante hipnosis para protegerse. Hoy, la explicación más popular es que, en los animales, la hipnosis la provoca el miedo. Cuando se enfrentan a una situación amenazante, quedan inmovilizados para desviar la atención de ellos. En algunas especies, el hipnotismo cumple una función reproductora, que permite a los machos débiles copular de forma segura. Por ejemplo, en el caso de la araña *Dysdera erythrina*, en el que la hembra es mayor en tamaño y fuerza, el cortejo sexual del macho tiene el poder de inducir un estado «hipnótico» en la hembra para poder fecundarla.

TÉCNICAS HIPNÓTICAS

Para experimentar con la mayoría de las técnicas hipnóticas deberá dejarse guiar por un experto. Sin embargo, existen ciertas excepciones a esta regla. La relajación y la visualización son dos aspectos de la hipnosis que puede practicar de manera eficaz y segura en casa. Puede aprenderlas con expertos, o leyendo libros y escuchando cintas. En su forma más simple, la relajación y la visualización pueden considerarse clases de ensoñación. Los niños tienden a soñar despiertos muy a menudo. Es el modo natural en el que trabaja su mente para hacer frente a los estados negativos. En el pasado, se perdía la mirada en el fuego o se acudía a la iglesia para despejar de la mente los problemas cotidianos. Por desgracia, para muchas personas el ajetreo de la vida moderna ha reprimido esta habilidad. Con demasiada frecuencia olvidamos relajarnos y permitir que nuestros cuerpos descansen.

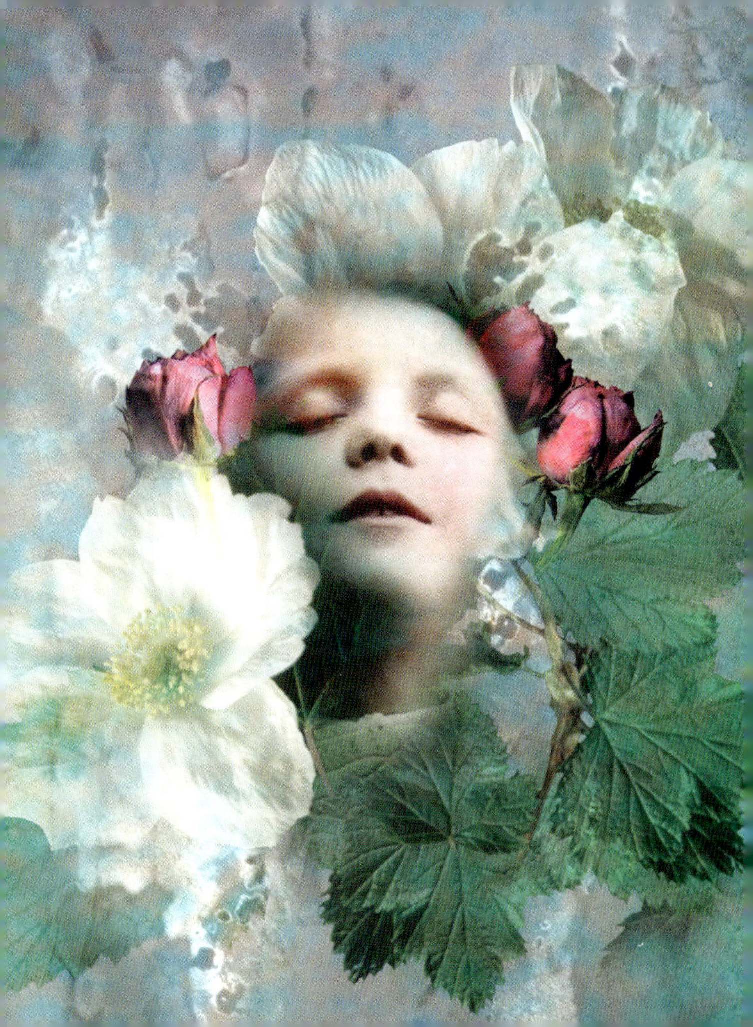

Relajación: cómo vencer el estrés

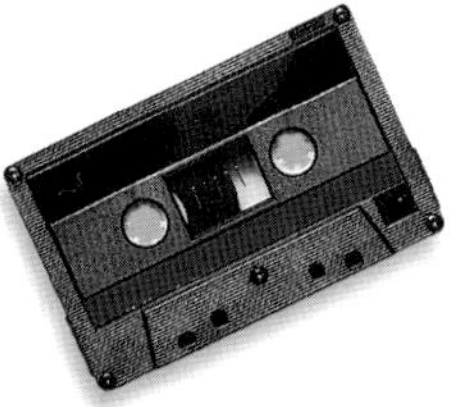

Relajación
Las cintas de relajación emplean un lenguaje positivo para eludir todo riesgo de sugerir ideas negativas.

Relajarse con regularidad es esencial para gozar de una buena salud física y mental. Sin embargo, el estrés suele impedirnos alcanzar de manera natural un estado de relajación. Uno de los problemas recurrentes del siglo XXI es el efecto fisiológico que el estrés tiene en el cuerpo. Los síntomas clásicos de estrés (boca seca, taquicardia, malestar en el estómago,...) responden a la reacción de «lucha o huida», una respuesta primitiva de supervivencia que usan los animales para evadir las situaciones peligrosas.

La reacción de lucha o huida la controla el sistema nervioso autónomo, la parte involuntaria del sistema nervioso que nos hace respirar y se encarga de que el corazón siga latiendo mientras dormimos. El sistema nervioso autónomo se divide en dos partes: los nervios simpáticos y los parasimpáticos, cuyos efectos son opuestos. Los nervios simpáticos aumentan el ritmo cardíaco, mientras que los parasimpáticos lo reducen. En situaciones de estrés o peligro, la actividad del sistema nervioso parasimpático toma las riendas, estimulando las glándulas suprarrenales (situadas sobre los riñones) a que segreguen la hormona de la adrenalina en la sangre. Al hacerlo, algunos recursos, como el riego sanguíneo, se desvían desde los órganos internos para regar los músculos y permitirnos luchar o escapar. Cuando el estrés se debe a motivos como plazos de entrega imposibles, exámenes o conflictos de relaciones, y no se responde físicamente, la adrenalina permanece en el sistema y el cuerpo queda en un estado constante de excitación. En lugar de sentirnos estimulados y enérgicos, nos agotamos o apabullamos y mostramos los síntomas físicos y psicológicos del estrés crónico.

Cómo relajar la mente

La relajación consiste en regular el sistema nervioso simpático, que controla la reacción de lucha o huida. Los métodos de relajación son fáciles de aprender y pueden practicarse en casa. Van desde adquirir cintas con secuencias de sugestiones que le ayudarán a relajarse hasta practicar el yoga o la meditación. En el yoga, la armonización de la respiración con las posturas permite entrar en un estado profundo de relajación. El objetivo de la meditación es alejar del pensamiento las preocupaciones mediante la repetición interna de una frase, palabra o mantra, en los que se concentra toda la atención.

La inmensidad del cielo azul
Para lograr los mejores resultados con la relajación, conviene visualizar imágenes sosegadas.

EJERCICIOS DE RELAJACIÓN

Puede aprender y practicar por sí mismo ejercicios de respiración sencillos y técnicas de relajación muscular que le ayudarán a reducir los efectos físicos y mentales del estrés y le aportarán beneficios fisiológicos, como la reducción de la tensión arterial, de la taquicardia y, en general, de las hormonas del estrés. La relajación ralentiza la respiración, relaja los músculos, ayuda a digerir e incrementa la capacidad del sistema inmunitario, fortaleciendo el cuerpo.

Ejercicios de respiración

No es casual que tradiciones ancestrales como el yoga y la meditación empleen técnicas de respiración especiales para alcanzar estados de alteración mental. La importancia de la respiración es que es involuntaria, pero, dado que puede controlarse mentalmente, es posible usarla para construir un puente entre la mente y el cuerpo. En la reacción de lucha o huida, durante la cual la respiración es rápida y superficial, se elimina una gran cantidad de dióxido de carbono de la sangre y aparecen síntomas de desmayo o ansiedad. La respiración abdominal ayuda a equilibrar el oxígeno y el dióxido de carbono en el torrente sanguíneo, con lo que el cuerpo libera tensión.

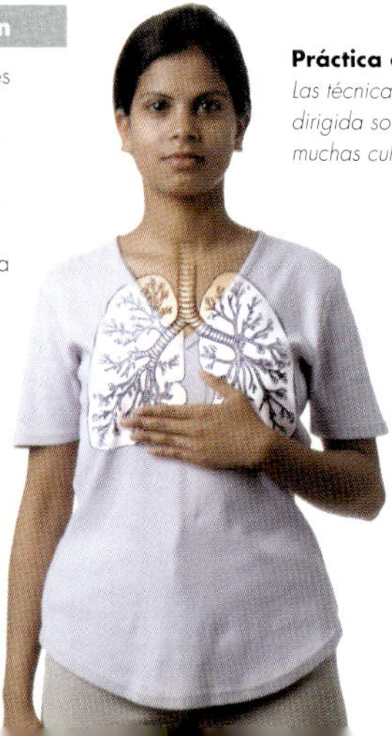

Práctica ancestral
Las técnicas de respiración dirigida son comunes a muchas culturas distintas.

Relajación muscular progresiva

La relajación muscular progresiva es una técnica que desarrolló en los años treinta el Dr. Edmond Jacobson y que permite relajar cada parte del cuerpo por separado para adquirir mayor conciencia de las funciones internas e incrementar la receptividad de los sentidos.

Cierre los ojos y sienta el peso de su cuerpo. Respire más lentamente de lo normal, concentrándose en el ritmo de la respiración y en el movimiento ascendente y descendente del abdomen. Tense los músculos del pie derecho durante unos segundos, y relájelos. Repita la misma operación con los gemelos y los músculos del muslo. Tense y relaje cada una de las nalgas, luego el estómago. Prosiga con el brazo derecho y, luego, el izquierdo. Encoja los hombros hasta acercarlos a las orejas, manténgalos en esa posición unos segundos y déjelos caer. Repita el ejercicio dos o tres veces.

Contraiga los músculos faciales, y relájelos. Para concluir, concéntrese en su respiración. Cuando haya acabado el ejercicio de relajación, mueva los dedos de las manos y de los pies, flexione ligeramente las rodillas y gírese hacia un lado antes de ponerse en pie.

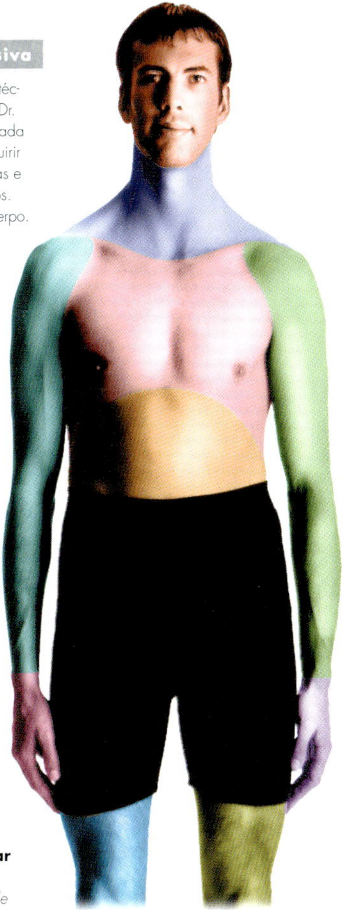

Cómo sobrellevar el estrés

Utilice las técnicas de relajación muscular para controlar el estrés.

Visualización: cómo alcanzar su potencial

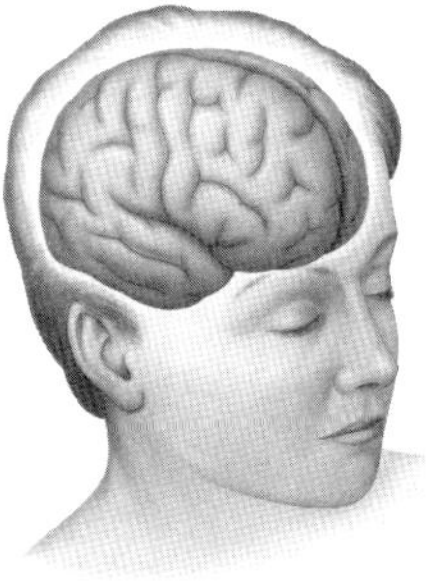

Terapia sensorial
Además de imágenes visuales, puede utilizar los sentidos del olfato y del tacto para crear imágenes que motiven al cerebro.

La visualización es una técnica que usa la imaginación para ayudarnos a enfrentarnos a situaciones estresantes, alcanzar nuestro potencial y aprovechar los procesos curativos naturales del cuerpo cuando padecemos enfermedades como cáncer (*véanse* págs. 160–163). Es similar a soñar, pero consiste en incentivar voluntariamente a la mente consciente para que recree momentos positivos. Esta práctica se basa en la creencia de que mente y cuerpo son una entidad indisoluble y de que los pensamientos pueden tener efectos físicos, además de mentales.

La visualización nos permite construir un mundo interior propio en el que sentirnos cómodos. Puede tratarse desde una isla tropical a un prado soleado. En épocas de estrés, basta con cerrar los ojos e imaginar que estamos en ese lugar fantástico, disfrutando de unas vacaciones mentales. Esta técnica sirve también para practicar antes de una entrevista de trabajo. Permite imaginarse a uno mismo comportándose y reaccionando tal y como le gustaría que ocurriera en la situación real, como si estuviera reproduciendo en su cabeza un vídeo del acontecimiento desde el principio hasta el final perfecto. Si alguna imagen negativa se interpone en el pensamiento, deberá sustituirla por una placentera. Los psicólogos deportivos que entrenan a atletas saben que la visualización del éxito aumenta la probabilidad de lograrlo. Así, alientan a los atletas a reproducir una y otra vez en su mente imágenes de una actuación ideal, practicando y perfeccionando movimientos sin necesidad de dar vueltas a la pista o levantar pesas.

Cómo practicar la visualización

Busque un lugar tranquilo, una silla cómoda y, cuando empiece a relajarse (*véanse* págs. 48–51), piense en imágenes sugerentes. No hay imágenes buenas ni malas: se trata de algo subjetivo y personal.

Se cree que la visualización potencia la actividad de la zona derecha del cerebro, la más intuitiva, encargada de la creatividad, la imaginación y las respuestas emocionales. Los estudios realizados indican que, en combinación con otras técnicas antiestrés, tiene efectos beneficiosos en los procesos fisiológicos como la respiración, el ritmo cardíaco y la tensión arterial.

CASO REAL: ENTREVISTA

Susan, de 29 años, había tenido una experiencia negativa en una entrevista, durante la cual notó que temblaba y hablaba más de la cuenta y demasiado rápido. Ni que decir tiene que fue descartada. Como aspiraba al puesto de asesora financiera tuvo que afrontar entrevistas con jurados de cuatro o cinco personas, ante los cuales se ponía especialmente nerviosa. Sus respuestas debían ser concisas y tranquilas, demostrar que tenía la templanza necesaria para enfrentarse a situaciones peliagudas, exactamente lo contrario a la realidad. Antes de acudir a su siguiente entrevista, empezó a leer libros sobre técnicas para entrevistas y conoció la visualización, que decidió poner en práctica.

Atención al detalle

Susan visualizó en detalle qué aspecto quería dar durante la entrevista.

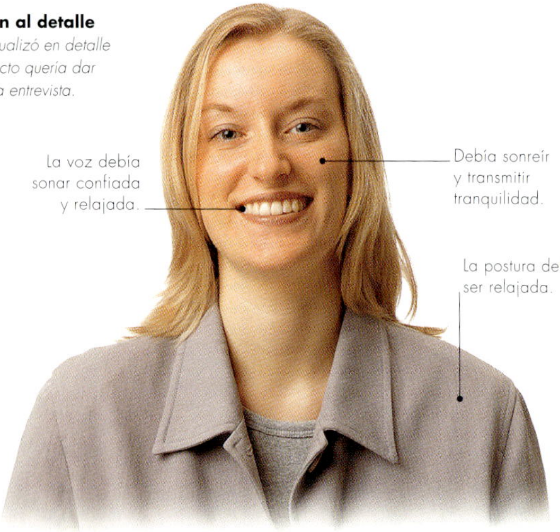

Pensamiento positivo

TRATAMIENTO

A Susan le aconsejaron utilizar la autohipnosis antes de entrar en la sala de entrevistas. Justo antes de la reunión, visualizó los sentimientos que quería experimentar cuando la felicitaran por conseguir el trabajo. Sintió una sensación de euforia a medida que las sustancias químicas positivas recorrían su sistema. Al entrar en la sala, el sentimiento de éxito controlaba su sistema nervioso y realzaba la confianza en sí misma.

RESULTADOS

La visualización de Susan se convirtió en una profecía. Actuó con inteligencia y confianza. A las pocas horas recibió una llamada ofreciéndole el puesto de trabajo.

Éxito

La entrevista siguió el mismo curso que la visualización de Susan.

Su cara transmitía serenidad.

El ritmo cardíaco regular relajó su cuerpo.

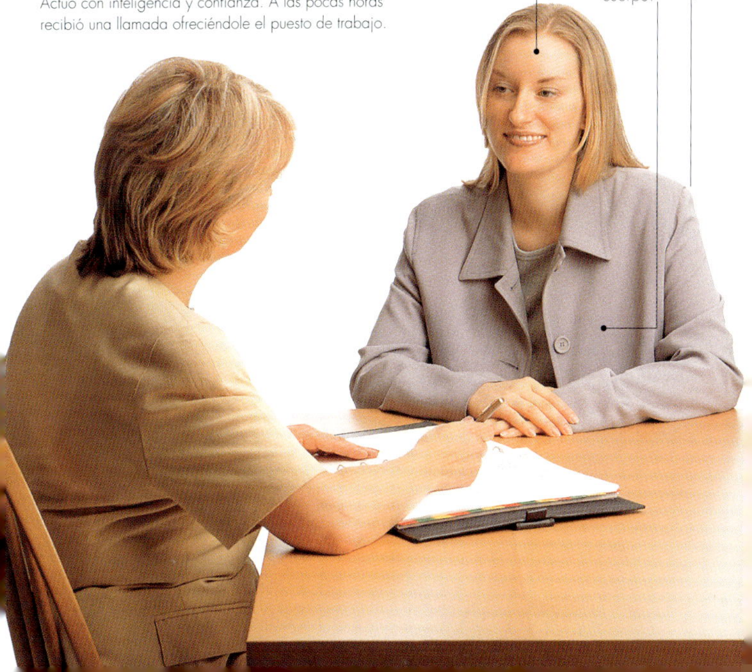

Neurolingüística: control de la comunicación

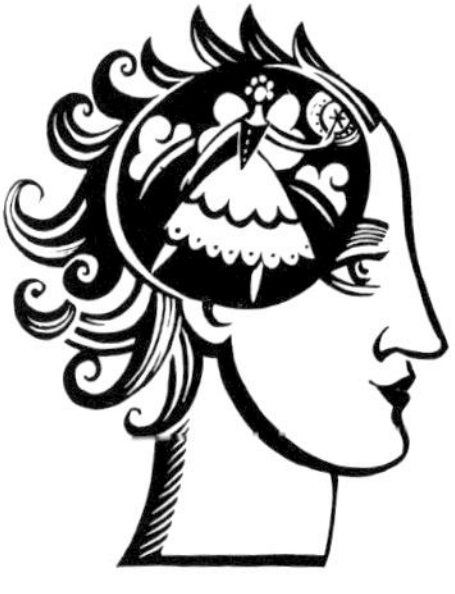

Programación

Las experiencias que la memoria recrea mediante los cinco sentidos controlan nuestras habilidades y creencias.

La programación neurolingüística (PNL) es un campo que desarrollaron en la década de los setenta John Grinder, profesor universitario de Lingüística, y Richard Bandler, estudiante de Psicología. Su objetivo primordial es entender qué convierte a ciertas personas en excelentes comunicadores para ayudarnos a usar modelos eficaces de comportamiento que potencien la eficiencia. Definirla resulta difícil. Quienes la practican la consideran una especie de manual de instrucciones para la mente. En ocasiones se ha descrito como el arte de la ciencia de la excelencia.

¿Qué es la PNL?

La PNL considera que la mayoría de los problemas de la vida se deben a modelos que tenemos interiorizados en el cerebro. Es decir: el mundo que percibimos no es el mundo real, sino nuestro modelo personal y exclusivo, en el que habitamos como si fuera el real. La PNL estudia la estructura de la experiencia subjetiva: cómo filtra, modifica y organiza cada individuo los estímulos sensoriales procedentes del exterior. Al comprender cómo funciona nuestro modelo interior, aprendemos a cambiar hábitos, creencias, pensamientos y sentimientos negativos por positivos.

La PNL estudia cómo se consigue ser eficiente. Su propósito es modelar la estructura de la excelencia humana. La PNL busca identificar y definir los procesos del pensamiento y los modelos mentales de las personas más eficientes para descifrar la diferencia entre competencia y excelencia. En la PNL, «programación» alude a las estrategias y técnicas que empleamos para organizar los procesos internos con el fin de obtener resultados; «neuro» se refiere a los procesos neurológicos de ver, oír, tocar, oler y saborear, que constituyen los pilares básicos de la experiencia, y «lingüística» hace referencia al modo en el que usamos el lenguaje para representar y organizar nuestra experiencia y comunicarnos con los demás.

El desarrollo de la PNL procede en parte de la hipnosis. Bandler observó que la hipnosis está presente de manera natural en nuestra vida diaria. La usamos para influir en los demás, para imaginar lo que piensan otras personas y para recrear experiencias en la mente. La PNL emplea métodos hipnóticos como técnica para generar cambios.

LA SESIÓN DE TERAPIA

Una sesión de hipnosis dura entre media y una hora. En la primera sesión, el psicoterapeuta tomará los datos de su caso, de los tratamientos a los que se ha sometido y de temas generales que puedan tener relevancia para la terapia. Explíquele cualquier evento del pasado que pueda haber influido en sus problemas actuales y pídale que le despeje cualquier duda que tenga sobre la hipnosis. Dado que el conocimiento que tenemos de la hipnosis se debe más a la ficción que a la realidad, el psicoterapeuta le aclarará toda idea errónea. Es natural sentir miedo a lo desconocido la primera vez que uno se somete a hipnosis. El especialista se encargará de disipar la ansiedad, algo esencial, ya que tanto el miedo como la falta de motivación pueden impedir que el paciente entre totalmente en estado hipnótico.

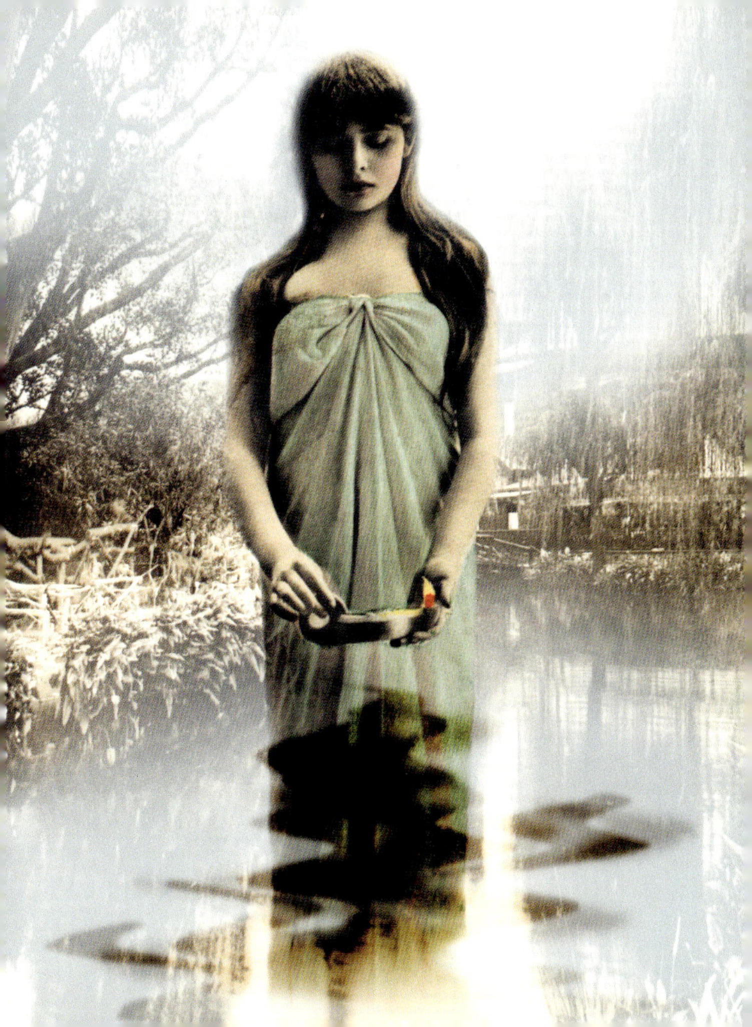

Inicio de la sesión: la inducción

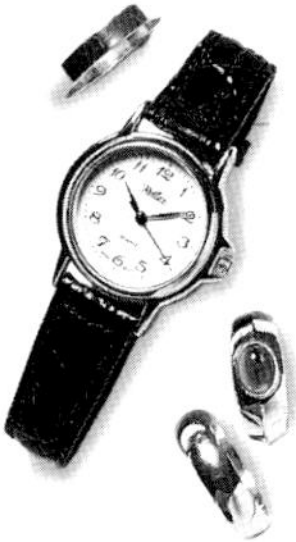

Sin complementos

Durante la sesión de hipnoterapia tendrá que quitarse las joyas y las lentillas, ya que pueden distraerle.

La inducción es el ritual que emplea el psicoterapeuta para provocar la relajación progresiva del cuerpo y la mente y alcanzar el estado sugestivo conocido como «trance». Se utilizan muchos procedimientos para conseguir que el paciente logre abstraerse del entorno. El método más habitual de inducción consiste en que el psicoterapeuta habla pausadamente, repitiendo palabras sugerentes hasta que el paciente se relaja por completo y los párpados empiezan a pesarle.

Otros métodos consisten en pedirle al paciente que mire atentamente un disco mientras gira o que cuente hacia atrás, lentamente, de 30 a cero. Al entrar en trance, uno se siente profundamente relajado. La mente consciente cesa de controlar los pensamientos, como hace cuando uno está despierto. El entorno pierde importancia y se adquiere mayor conciencia de los sentimientos y las sensaciones interiores. Durante una sesión, el sentido del tiempo se distorsiona: puede que le resulte difícil saber cuánto rato ha estado hipnotizado.

Técnicas de profundización

Para conseguir que el paciente logre un mayor nivel de trance, el psicoterapeuta emplea la técnica de la profundización, que consiste en repetir palabras dentro de una misma frase, como «cada vez te sientes más y más relajado», y en sugerir imágenes que le transmitan tranquilidad y le induzcan a imaginarse en un prado, caminando, o volando en globo un soleado día de verano. Es muy importante que el psicoterapeuta haya comprobado de antemano que las imágenes son apropiadas para su caso. Si sufre miedo a las alturas o alguna alergia, utilizar estas imágenes podría tener efectos desastrosos. Los pacientes con alergias pueden sufrir reacciones físicas a la imagen similares a las que experimentarían en un prado de verdad.

La profundidad del trance hace referencia al grado en el que cada uno es capaz de desprenderse de la realidad y de dejarse absorber por los procesos internos. Suele hablarse de trances leves, medios y profundos. Se sabe que existen diversos niveles de trance, pero la cantidad exacta sigue siendo objeto de debate académico.

La curva del aprendizaje

Dejarse hipnotizar es como montar en bicicleta: requiere aprendizaje. Las primeras veces, el paciente puede tardar más tiempo y lograr sólo un trance superficial. Tras unas cuantas sesiones, el proceso se acelera.

PREDISPOSICIÓN Parece ser que hombres y mujeres son igualmente óptimos como sujetos hipnóticos. Se ha comprobado que a quienes tienen una profesión altamente jerarquizada, como soldados o marineros, les resulta más fácil entrar en trance, ya que están acostumbrados a obedecer órdenes. En la primera sesión, el psicoterapeuta determinará su susceptibilidad a la hipnosis. Hay personas a las que les resulta especialmente difícil abstraerse del mundo real. Se trata de individuos más resistentes a la inducción hipnótica, quienes obtienen puntuaciones más bajas en los tests diseñados para medir la respuesta a la hipnosis.

1 *Se solicita al paciente que concentre toda su atención en un brazo, que perciba su peso y lo relaje hasta que lo note como algo ajeno. A continuación, se le pide que se imagine que el brazo es cada vez más y más ligero.*

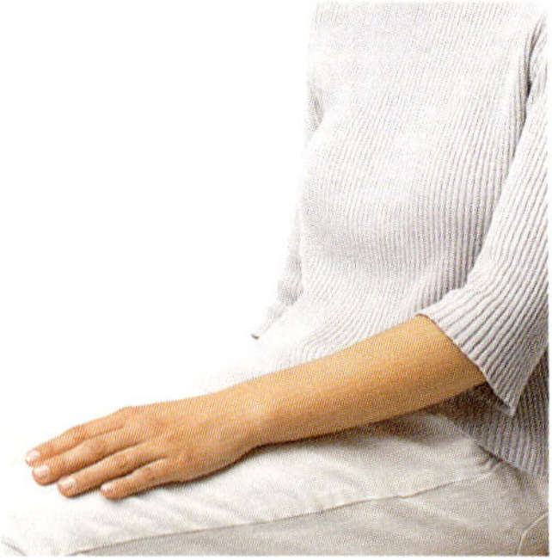

2 *La sensación de ligereza se prolonga hasta que el brazo deja de pesar por completo. Finalmente, el psicoterapeuta solicita al paciente que abandone del todo el brazo y que lo note flotar cada vez más y más alto en el aire.*

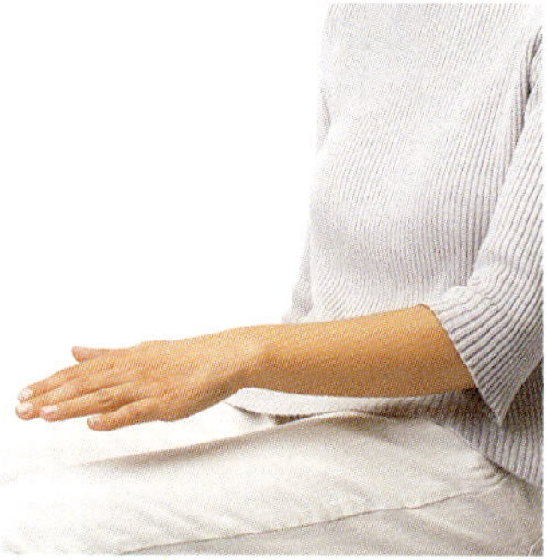

El test del limón

Para establecer si es usted un buen candidato para la hipnosis, el psicoterapeuta puede recurrir al test del limón. Durante la primera sesión se pide al paciente que se imagine mirando, tocando y partiendo un limón. A continuación, el paciente debe imaginarse exprimiendo el limón en un recipiente, oliéndolo y bebiendo un poco del zumo. Los pacientes que notan que salivan se consideran candidatos óptimos.

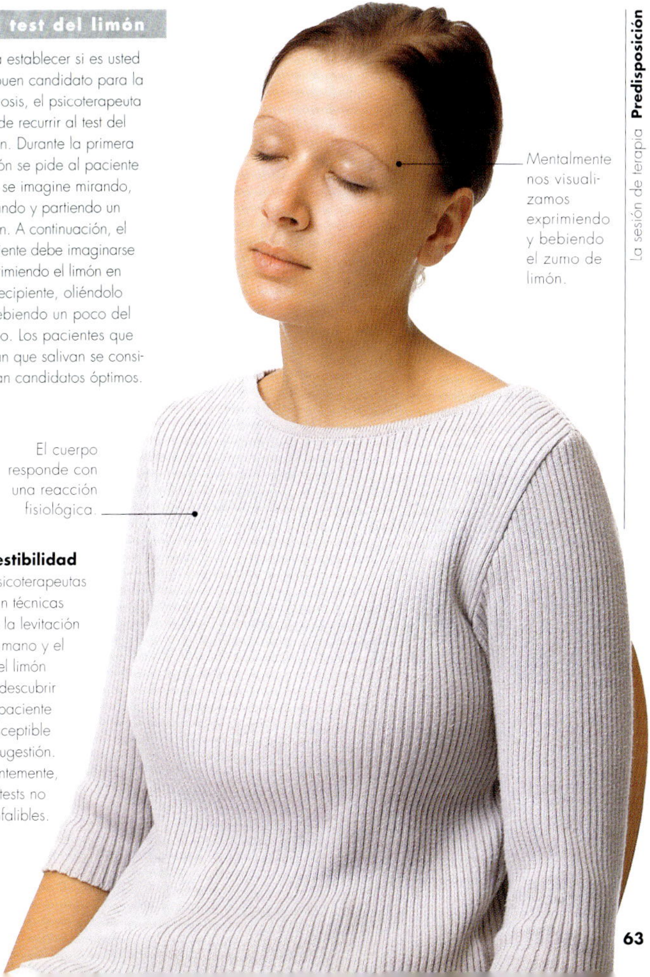
Mentalmente nos visualizamos exprimiendo y bebiendo el zumo de limón.
El cuerpo responde con una reacción fisiológica.

Sugestibilidad

Los psicoterapeutas utilizan técnicas como la levitación de la mano y el test del limón para descubrir si un paciente es susceptible a la sugestión. Evidentemente, estos tests no son infalibles.

Trance: cómo lograr el objetivo final

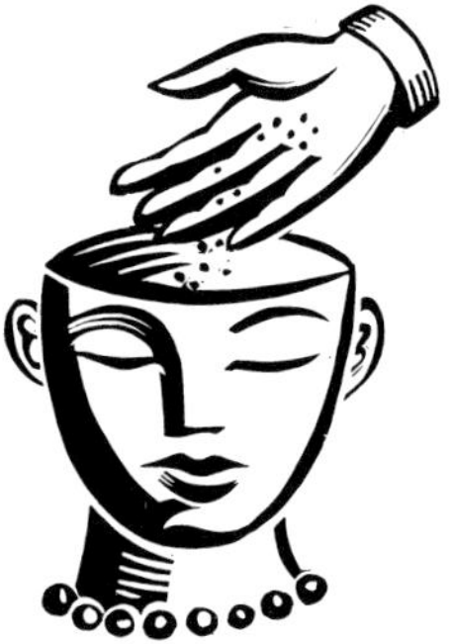

Relajación
Los pacientes se muestran más receptivos a ideas cuando están hipnotizados.

Permanecer bajo hipnosis resulta en sí mismo relajante para aquellas personas que pasan gran parte del día en un estado de tensión. En ocasiones puede aliviar la ansiedad, la depresión y el dolor, y es similar a los estados mentales logrados mediante disciplinas como el yoga y la meditación. Sin embargo, por sí sola, la hipnosis no se considera una terapia psicológica completa. Es lo que el psicoterapeuta y el paciente logran juntos, mientras el último se halla hipnotizado, lo que convierte la hipnosis en una psicoterapia.

Corrección de modelos insanos

Al suprimir los problemas, dolores y otros pensamientos negativos, podrá concentrarse en las sugestiones positivas que le haga el psicoterapeuta. La idea es suplantar cualquier modelo negativo o insano del subconsciente por ideas constructivas. Bajo hipnosis, la sugestión tiene acceso directo a su subconsciente, donde se convierte en una creencia y modifica el comportamiento o produce un efecto o acción.

Durante el trance, puede inducirse al paciente a reconocer sus cualidades positivas, a contemplar sus problemas desde otra óptica y a comprender su comportamiento pasado y futuro potencial. El objetivo suele ser conseguir que la mente subconsciente perciba lo que la mente consciente acepta. La visualización puede ayudar al paciente a realizar los cambios que anhela en su vida.

La regresión de edad se usa para explorar la mente subconsciente en busca de la raíz de un problema. Se induce al individuo a retrotraerse al momento de su vida en el que experimentó un sentimiento concreto. Lo que se persigue es ayudar a la persona a entender mejor lo sucedido. El psicoterapeuta puede contemplarse como un profesor que ayuda al individuo a realizar un ajuste en su vida mental y emocional, de tal modo que pueda vivir con confianza y tomar el control de sus decisiones.

Ética

Nunca se debe forzar al paciente a tomar una decisión concreta relativa a cuestiones como cambiar de trabajo o casarse, ya que la responsabilidad de estas decisiones corresponde íntegramente al individuo. Tampoco debe inducirse jamás al paciente a cometer actos delictivos o cualquier otro acto contrario a su voluntad.

SUGESTIÓN POSTHIPNÓTICA

Las sugestiones posthipnóticas son sugestiones de efecto retardado que actúan en el sujeto hipnotizado una vez concluida la sesión y pueden ayudarle a lograr el cambio que desea en su comportamiento. Suelen ser sugestiones condicionales: «Cuando ocurra A, harás B». Algunas personas que reciben sugestiones posthipnóticas no saben por qué actúan o piensan de una determinada manera en ciertas circunstancias. Otras son conscientes de que su respuesta se debe a las sugestiones que han recibido durante el trance hipnótico.

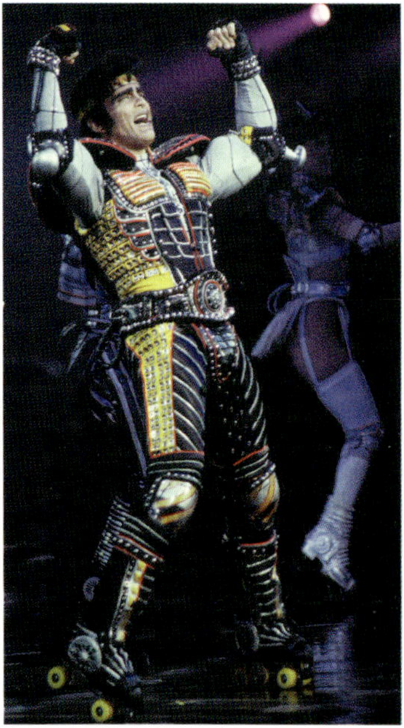

Mejorar la actuación
Los artistas del espectáculo, como actores y cantantes, experimentan con frecuencia falta de confianza en sí mismos al subirse a un escenario. Su actuación puede potenciarse usando sugestiones posthipnóticas que les hagan confiar plenamente en su talento artístico.

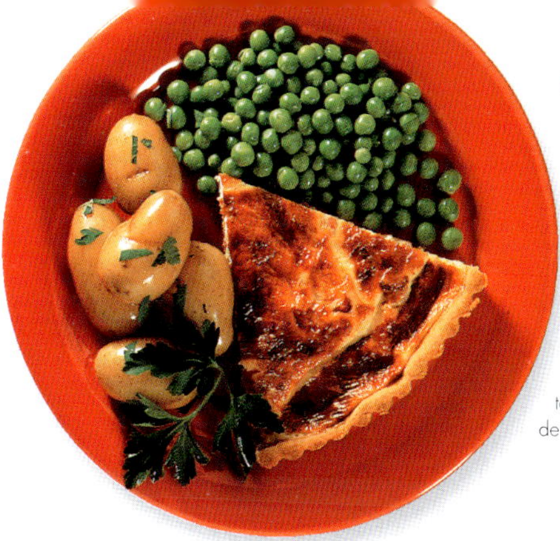

Pérdida de peso

Desear volver a caber en ese vestido negro ajustado para una ocasión especial puede ser un gran incentivo para perder peso. No obstante, la voluntad no basta. Las sugestiones posthipnóticas pueden persuadirle de que es capaz de controlar totalmente la cantidad de alimentos que ingiere.

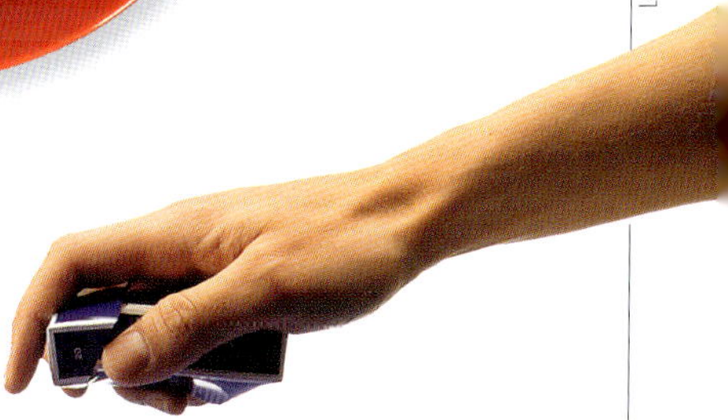

Dejar de fumar

Una sugestión posthipnótica de gran utilidad para los fumadores consiste en decirles que, cada vez que tengan ganas de fumarse un cigarrillo, se beban un vaso de agua.

Fin de la sesión: la reintegración

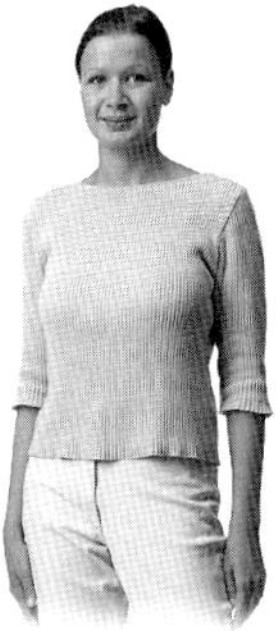

Seguridad
El psicoterapeuta debe asegurarse de que el paciente está orientado en el presente y volverá a su casa sin problemas.

La fase de cierre de la hipnosis, la reintegración, implica el final de la sesión, durante el cual el psicoterapeuta da sugestiones claras para alertar al paciente. En la mayoría de los casos, basta con sugerirle que, al recibir un estímulo, abra los ojos y despierte por completo. El psicoterapeuta emplea sugestiones básicas, como: «Al contar hasta seis, recuperará la conciencia», además de otras sugestiones para despertar al paciente y lograr que éste experimente una extraordinaria sensación de bienestar.

Despertar

El tiempo necesario para despertar varía en función de cada individuo. En casos contados, al psicoterapeuta le puede resultar difícil devolver la conciencia al paciente. Esto puede ocurrir si el paciente está muy cansado o desconfía de los métodos del experto y, subconscientemente, se resiste a recibir la orden de despertarse. Pero no hay motivo de alarma, ya que acabará por despertarse transcurridos unos minutos u horas, esté o no el hipnotizador presente. Por cuenta propia, el trance se convertirá en un sueño, del cual el individuo despertará normalmente.

Al regresar de un trance hipnótico, los pacientes experimentan un cambio en la conciencia, descrito como la recuperación de la voluntad, la memoria y la capacidad de razonamiento. Los psicoterapeutas utilizan sus habilidades de observación para asegurarse de que no existan efectos secundarios no deseados, como resaca hipnótica (un leve dolor de cabeza que puede producirse en los pacientes y que se elimina fácilmente con sugestión).

Tras la sesión

La idea extendida de que la persona hipnotizada no recuerda nada al despertar sólo ocurre en casos aislados. La mayoría de las personas se acuerdan de lo ocurrido (a menos que el hipnotizador las sugestione para provocar una amnesia deliberada) aunque los recuerdos pueden ser imprecisos. Muchos pacientes se quejan de que, si recuerdan el procedimiento, es que no los han hipnotizado bien. En estos casos, hay que explicarles la verdadera naturaleza de la hipnosis. El único efecto secundario de la hipnosis es que uno se siente más relajado de lo habitual.

¿QUÉ SE SIENTE BAJO TRANCE?

La sensación que se experimenta durante la hipnosis es similar a la de la fase previa al sueño. Mientras las hipnotizan, muchas personas se sienten físicamente relajadas y mentalmente alerta. Hay quien afirma que la sensación es parecida a la de la meditación; otros, a la de después de recibir un masaje, y aún otros, a la de los sentimientos enfáticos que producen ciertas drogas. La experiencia de cada uno es única. Las sugestiones que inducen la relajación pueden alterar la tensión muscular, el ritmo cardiaco, el consumo de oxígeno, el riego sanguíneo y la temperatura de la piel.

Descenso

La hipnosis comprende procesos separados de relajación física y psicológica. Alienta el cese del movimiento, aunque es posible que se produzcan reacciones involuntarias ocasionales, como temblor en los párpados o en los dedos. Los músculos se relajan y el pulso y el ritmo respiratorio descienden a medida que el sistema nervioso parasimpático (relacionado con el movimiento involuntario) se torna más activo que el simpático (asociado con la actividad consciente). La actividad de las regiones frontales del cerebro, que regulan el razonamiento consciente, disminuye.

Poder de sugestión

El efecto de la hipnosis es provocar cambios fisiológicos en todo el cuerpo.

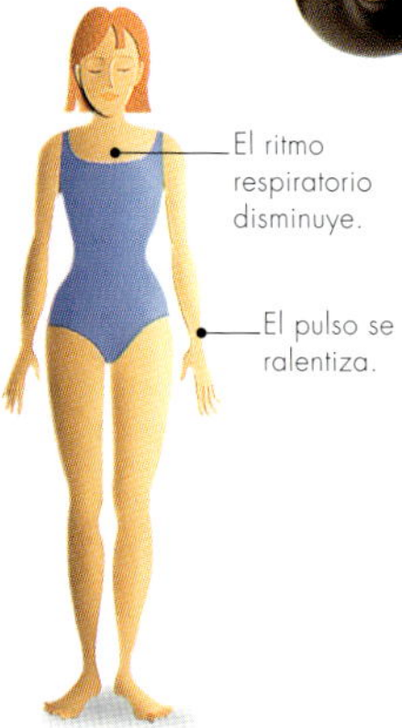

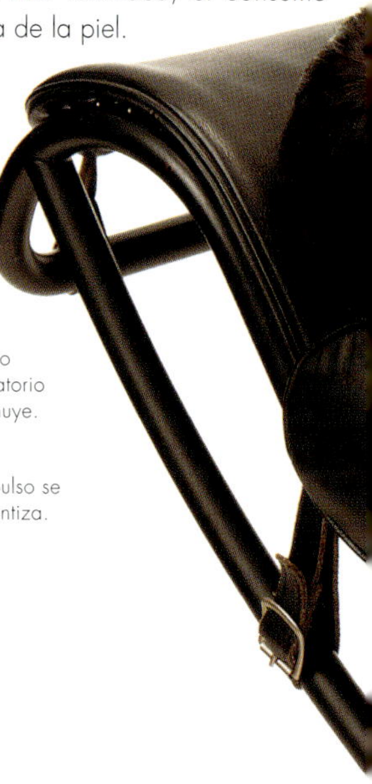

Bajo influencia

Durante la hipnosis, parecerá absolutamente relajado. Es posible que se produzcan movimientos involuntarios, como temblor de los párpados.

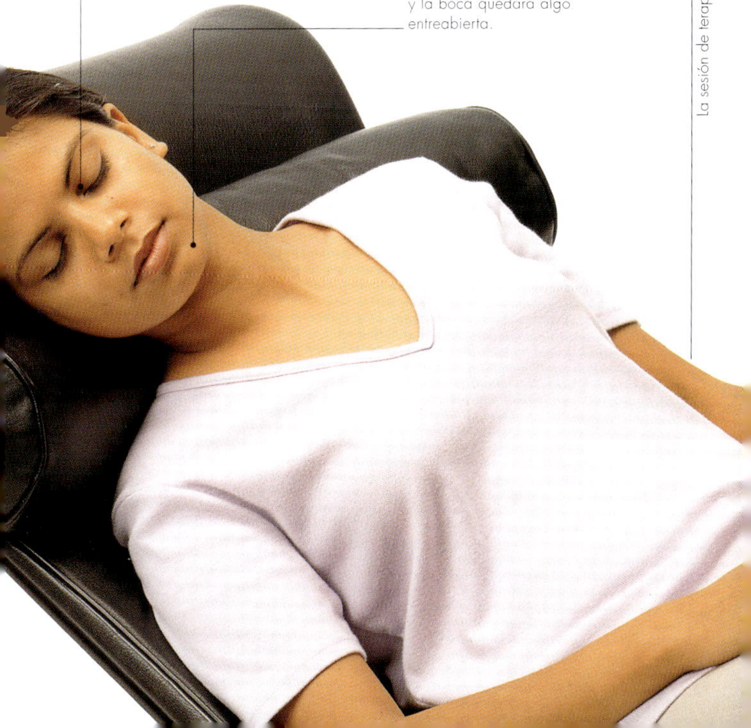

La sesión en casa: autohipnosis

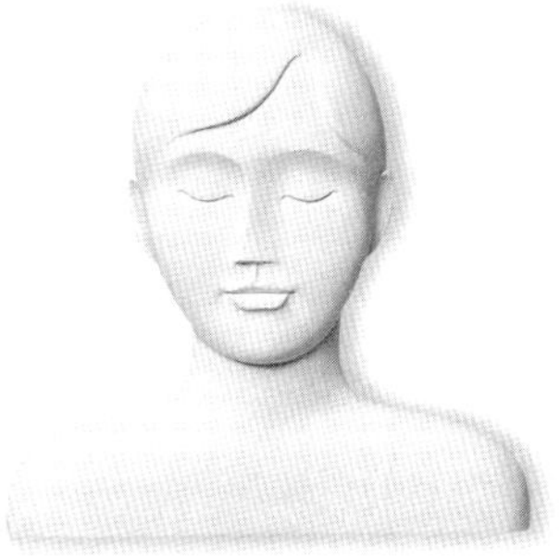

Refuerzo

La autohipnosis permite a las personas autoayudarse. Les refuerza la confianza en sí mismas y reduce el dolor.

Tras unas cuantas sesiones, es posible que el psicoterapeuta le enseñe a autohipnotizarse, lo cual le permitirá continuar la terapia en casa por sí mismo. Esto puede resultar muy útil para tratar dolencias contraídas en el pasado, que requieran largos períodos de tratamiento antes de dar signos visibles de mejoría. El psicoterapeuta puede facilitar la autohipnosis dándole sugerencias posthipnóticas durante el tratamiento, del tipo: «Eres capaz de autohipnotizarte tras recibir tal o cual estímulo». Asimismo, pueden incluirse diversas sugestiones posthipnóticas autoprotectoras, como: «Si alguien entra en la habitación en la que estás practicando la autohipnosis, te despertarás inmediatamente».

Conviene recordar que es peligroso utilizar la autohipnosis para enmascarar el dolor; el dolor es uno de los mecanismos de alerta que utiliza el cuerpo y anularlo podría impedir que se detectara una enfermedad grave.

Establecimiento de una rutina

Los pacientes a quienes les resulta difícil la autohipnosis pueden aprender a usar una rutina, similar a la que emplea el hipnotizador. Un método usado con frecuencia es fijar la vista en un punto rojo de la pared, dejar los brazos y las piernas muertos, y cansar los ojos parpadeando rápidamente hasta que se cierren solos. Si tiene dificultades, solicite al psicoterapeuta que le grabe una cinta con una inducción que incluya sugestiones especialmente concebidas para usted. También es posible adquirir cintas de inducción hipnótica, si bien es recomendable realizar un par de sesiones con un psicoterapeuta debidamente cualificado, quien le aconsejará sobre la idoneidad de la técnica que más le convenga y le enseñará a usar la autohipnosis de manera positiva.

Cómo marcar los límites

Algunas personas temen quedar «atrapadas» en trance si practican la autohipnosis por sí solas. Es un miedo sin fundamento. Puede marcarse un límite temporal mental que ponga fin a la terapia o, si este método no le inspira confianza, utilizar un despertador.
Si ocurriera algo que requiera su atención inmediata, podrá incorporarse normalmente y ocuparse de ello con normalidad.

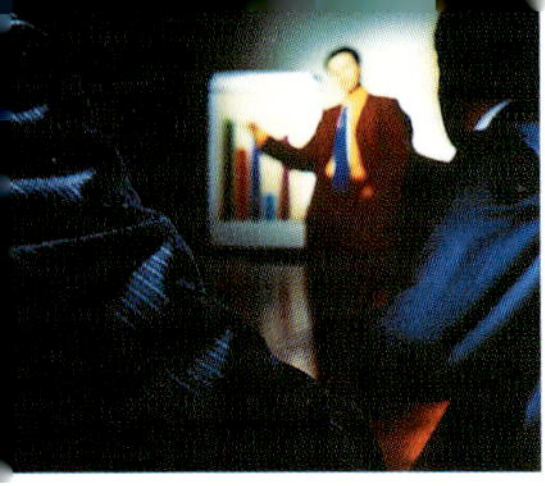

La supervivencia del más preparado
Un entorno laboral altamente competitivo, junto con colegas más jóvenes ansiosos por quitarle el puesto, hicieron que afloraran los nervios de Martin.

CASO REAL: ESTRÉS

Martin, de 61 años, trabajaba como abogado laboralista en un importante bufete sumamente estresante. En aquel entorno laboral altamente competitivo, debía hacer frente a la presión de las múltiples fechas límite y a las exigencias constantes de sus clientes para lograr el éxito. Se sentía inseguro, incapaz de cumplir con las demandas del puesto y eso complicaba aún más su trabajo. Trabajaba largas horas y buscaba refugio en el alcohol y el tabaco para relajarse. Tenía entre manos varios casos importantes y se sentía abrumado por la necesidad de ganarlos. Su pareja, preocupada por su alcoholismo incipiente, le sugirió que aprendiera autohipnosis.

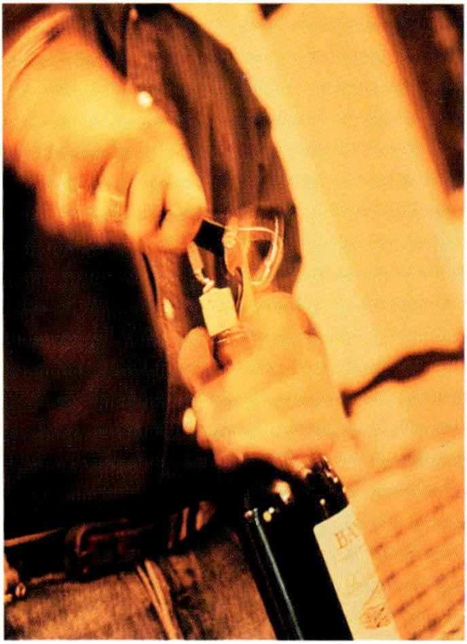

Olvidarse del estrés
Con demasiada frecuencia, las personas estresadas recurren al alcohol, el tabaco y las drogas lúdicas para relajarse. En realidad, lo único que consiguen es obviar temporalmente el problema.

Un hombre nuevo

La hipnosis alivió el estado fisiológico de estrés constante que mantenía en tensión el cuerpo de Martin.

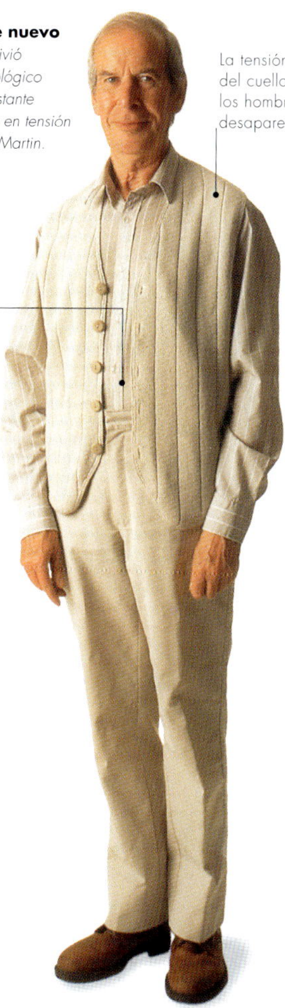

La tensión del cuello y los hombros desapareció.

La indigestión se hizo menos frecuente.

Bajo control

TRATAMIENTO

En total, Martin acudió a cuatro sesiones de hipnosis, durante las que experimentó una sensación de relajación profunda. En las primeras dos sesiones, tomó confianza con el trance hipnótico y el psicoterapeuta le ayudó a buscar dentro de sí mismo. En la tercera sesión, se le dio una sugestión posthipnótica, estando aún bajo los efectos de la hipnosis: si contaba hacia atrás de 100 a cero, entraría en estado de autohipnosis. A partir de entonces, puso el despertador media hora antes y practicó cada mañana al despertarse. En la cuarta sesión, el psicoterapeuta comprobó que la terapia funcionaba bien y Martin siguió practicando la autohipnosis regularmente en casa.

RESULTADOS

Una vez que Martin empezó a sentirse más relajado, comenzó a pensar con más claridad y averiguó que era capaz de rendir más con menos esfuerzo. Dejó de correr todo el día como un loco, limitó el consumo de alcohol a los fines de semana y descubrió que tenía mucha más energía de la que creía.

Las distintas formas de hipnoterapia

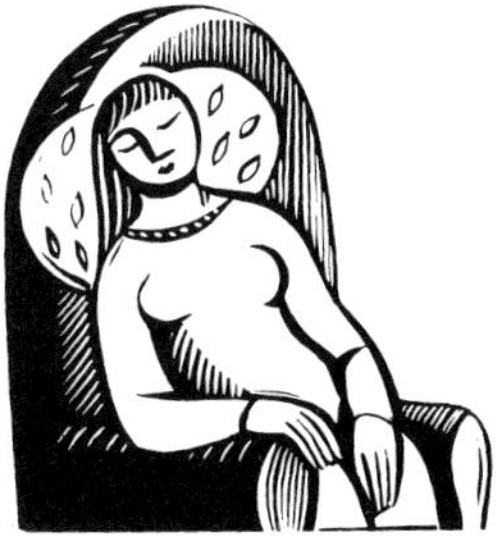

Una opinión experta
A la hora de decidir qué forma de hipnosis le conviene más, déjese aconsejar por un psicoterapeuta.

Existen tres variedades de hipnosis: la hipnosis formal (que usa la relajación y la sugestión), la autohipnosis y la hipnosis alerta (que carecen de elementos de relajación formal). En sí misma, la hipnosis no es una terapia, si bien es posible utilizar un conjunto de técnicas para acelerar el curso de un tratamiento. Algunas formas modernas de hipnosis se parecen al psicoanálisis. Las formas «clásicas» o más antiguas de hipnosis englobaban distintos métodos, entre los que se incluía la sugestión directa e indirecta y la visualización.

Hipnoterapia ericksoniana

Las técnicas de Milton Erickson comprendían el uso de analogías para dar sugestiones externas a la mente consciente del sujeto. No obstante, también pueden utilizarse formas directas. Esta forma de hipnoterapia tiende a no aplicar las técnicas clásicas de inducción y prefiere el uso de sugestiones estratégicas que utilicen la imaginación y las ensoñaciones del paciente.

Hipnoterapia de sugestión

Es un método usado para tratar adicciones. El especialista implanta sugestiones positivas, por ejemplo, que un síntoma desaparecerá o que se modificará un determinado comportamiento. Las adicciones graves requieren aplicaciones más complejas y sofisticadas de hipnosis, como la hipnoterapia analítica.

Hipnoterapia analítica

Este enfoque, también llamado «hipnoanálisis», consiste en utilizar la hipnosis para analizar los problemas a nivel subconsciente. Puede involucrar regresiones o trabajar con eventos desagradables y perturbadores del pasado que han dejado una impronta negativa en el subconsciente. El hipnoterapeuta le hará recrear emociones o recuerdos enterrados que pueden hallarse en la raíz del problema.

Hipnoterapia cognitivo-conductual

Utiliza los métodos prácticos de la psicoterapia cognitivo-conductual, una forma de terapia que se centra en eliminar los pensamientos negativos y autodestructivos y los modelos de comportamiento que no son racionales ni útiles. Ayuda al paciente a sustituir ambas cosas por pensamientos más constructivos. El uso de la hipnosis acelera el proceso.

MALOS HÁBITOS

Los comportamientos insanos y repetitivos los controla el subconsciente en lugar de la mente consciente. Para superar la adicción y modificar un hábito de forma permanente debemos motivar el subconsciente. Muchos hábitos nacen de acciones neuróticas que en su día tuvieron relevancia para el individuo, pero que han logrado sobrevivir a los procesos que las crearon. Por ejemplo, una persona joven puede empezar a fumar para parecer adulto y continuar fumando en el futuro, cuando no existe necesidad alguna de reafirmar su madurez. La hipnosis puede ayudar a controlar los comportamientos destructivos que se han convertido en hábitos (en ocasiones, compulsivos), como el tabaquismo, la bulimia y el alcoholismo. Además, puede emplearse para superar hábitos comunes e irritantes, como morderse las uñas. Muchos hipnoterapeutas abordan estos problemas mediante sugestiones de refuerzo del ego relacionadas con la supresión del comportamiento objetivo, como podría ser: «Te sientes orgulloso y satisfecho de haber roto tu hábito». Otro método de tratamiento, la terapia de aversión, realza los aspectos desagradables de los hábitos que el paciente desea suprimir.

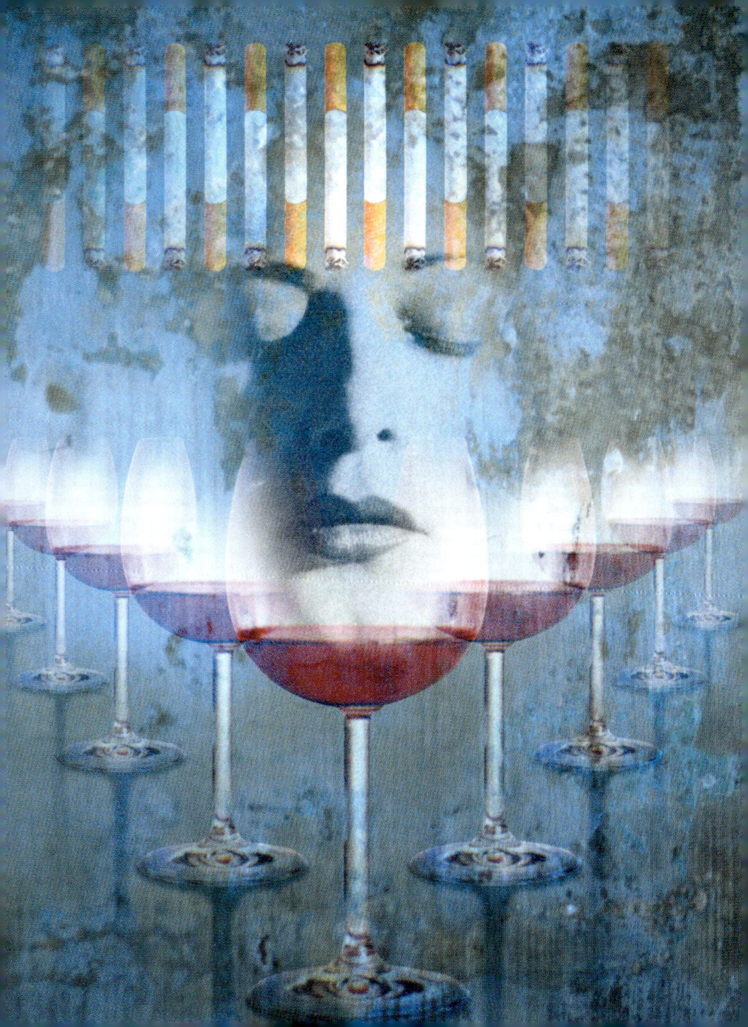

Tabaquismo: cómo dejar de fumar

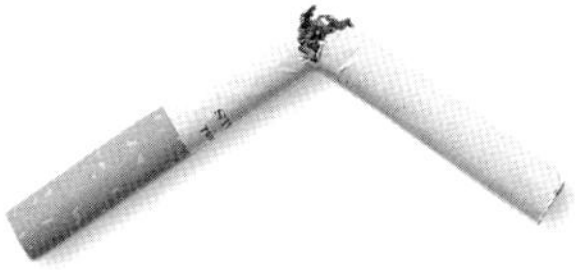

La semilla del diablo
Si ni siquiera los parches de nicotina han logrado quitarle el mono, la hipnosis puede desengancharle del tabaco.

La información provista por personas que han dejado de fumar con éxito indica que el 70% había realizado un par de intentos infructuosos en el pasado, que el 20% había realizado entre tres y cinco intentos frustrados y que el 9% había intentado dejar de fumar seis o más veces antes de lograrlo. La nicotina es una sustancia muy adictiva y, en este caso, la hipnosis puede resultar de suma utilidad.

Razones para dejar de fumar

Si aún se pregunta por qué debería dejar de fumar, piense en algunos de los siguientes datos: el tabaco es el responsable directo del 87% de los casos de cáncer de pulmón y de la mayoría de casos de enfisema y bronquitis crónica. Es uno de los principales causantes de las cardiopatías coronarias y los infartos. El tabaquismo de los progenitores se asocia con un amplio abanico de efectos secundarios en los hijos, como el asma, los catarros, las infecciones de oído y la muerte súbita.

Tan sólo 24 horas después de dejar de fumar, experimentará los beneficios. La tensión arterial se acercará a los límites normales, el pulso descenderá, su temperatura corporal será más cálida y correrá menos riesgo de sufrir un ataque de corazón. Transcurrida una semana, el sentido del olfato y del gusto mejorará sustancialmente, los bronquios se relajarán y no perderá el aliento. A los tres meses, su capacidad pulmonar aumentará en un tercio, disfrutará de una mejor circulación sanguínea y notará que la resistencia del cuerpo aumenta.

Cómo sobrellevar el mono

La hipnosis puede tener un efecto muy potente en dejar de fumar tras sólo una sesión. Durante la hipnosis, se puede sugestionar al paciente para que no le apetezca fumar, para que se acostumbre a pasar sin un cigarrillo y para que no piense en comprar otra cajetilla.

Existe un enfoque alternativo, la terapia de aversión, que enfatiza los aspectos desagradables del hábito, con frases como: «Cada vez que enciendas un cigarrillo, te entrarán náuseas». Estas técnicas pueden consistir, incluso, en ver vídeos de operaciones de cáncer de pulmón. Se solicita a los pacientes que usen la autohipnosis y que se repitan estas ideas diariamente.

Se ha demostrado que el uso de la hipnosis para dejar de fumar es efectivo en el 70 u 80% de los casos si la realiza un buen psicoterapeuta, y en el 25% en el resto de casos, aunque las discrepancias responden también a factores como el grado de motivación del sujeto.

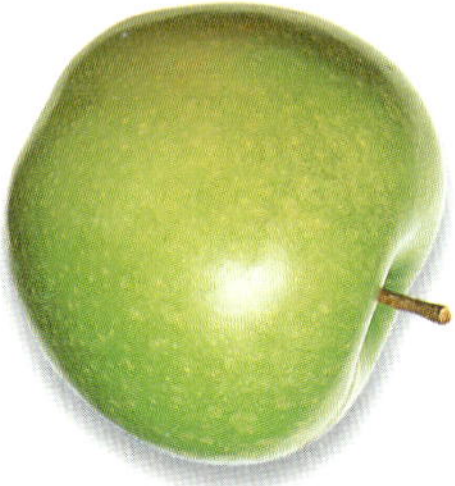

Cambio a mejor
El psicoterapeuta puede utilizar el deseo del paciente de gozar de buena salud sugiriéndole que se sentirá mejor físicamente si deja de fumar.

CASO REAL: TABAQUISMO

Julie, de 55 años, regentaba un bar y había sido fumadora empedernida durante más de cuarenta años. Empezó a fumar en la escuela, para entrar en la pandilla de moda. Luego trabajó para una importante cervecería en Londres, y el estrés del trabajo hacía que le resultara muy difícil dejar de fumar. Lo había probado todo, desde dejarlo de golpe a utilizar cigarrillos de hierbas y parches de nicotina. Su problema es que en el bar estaba constantemente expuesta a la tentación y, tras un día duro, no podía relajarse sin un cigarrillo.

Aliento refrescante
El psicoterapeuta de Julie realzó los beneficios de dejar de fumar, como tener buen aliento.

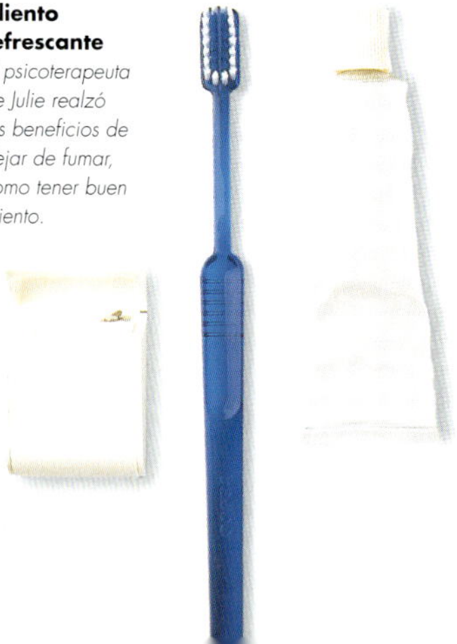

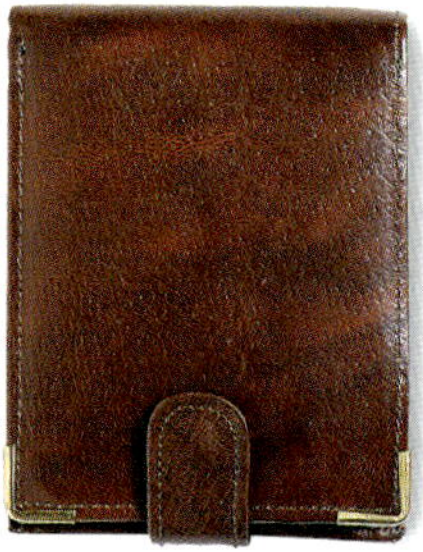

Beneficios económicos
Otra artimaña utilizada por el psicoterapeuta fue convencerla de que dispondría de más dinero para comprarse caprichos.

Terapia de aversión

TRATAMIENTO

Mientras permanecía bajo hipnosis, el psicoterapeuta sugestionó a Julie para que se sintiera tranquila y relajada sin fumar, para que repudiara el olor del tabaco y para que considerase el hábito de fumar en su conjunto absurdo y repulsivo. Su psicoterapeuta empleó mensajes de refuerzo del ego, como «te sentirás orgullosa de haber roto el hábito». Lo que pretendía era implantar ideas positivas en el subconsciente de Julie para impulsarla a dejar de fumar.

RESULTADOS

Cuatro meses después de la sesión, Julie telefoneó al psicoterapeuta para pedirle visita para su hermano, quien también quería dejar de fumar. Le dijo que no había tocado un cigarrillo desde que abandonó aquella sala y que consideraba la idea de fumar absolutamente nauseabunda. Además, se sentía mucho más sana que nunca.

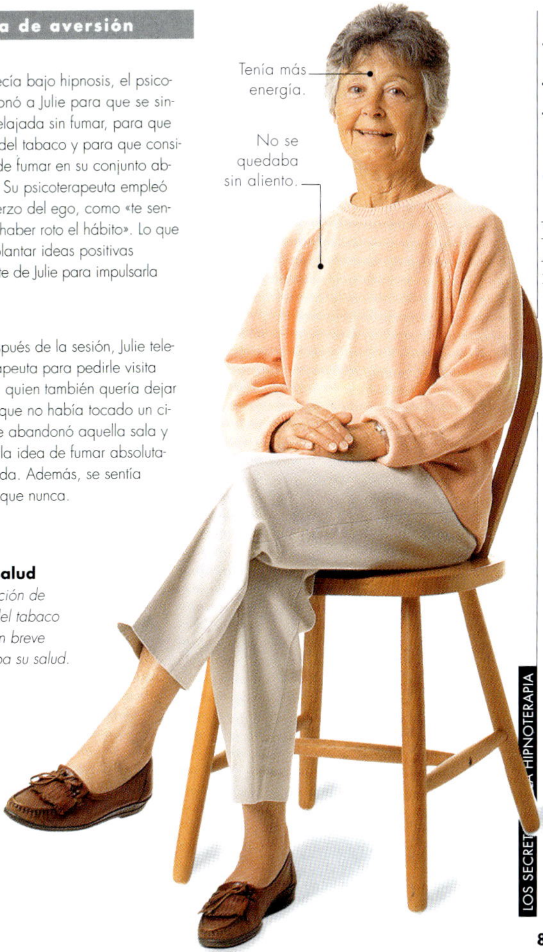

Problemas de salud

La principal motivación de Julie era el efecto del tabaco en sus pulmones. En breve notó cómo mejoraba su salud.

Bulimia: cómo combatir la gula

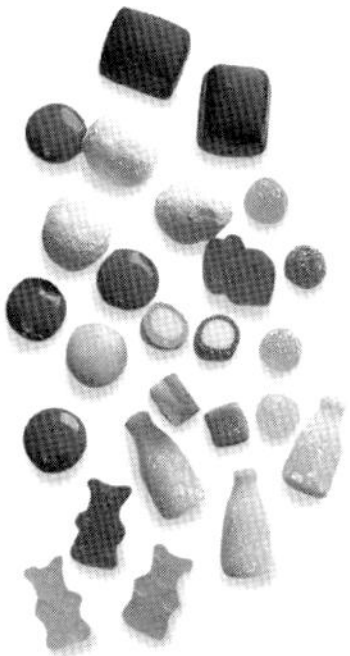

Contraintuitivo
Mediante sugestiones hipnóticas, es posible transformar el sabor de las golosinas en el de unos calcetines.

La bulimia se considera un problema de salud por su relación con la obesidad, una enfermedad prácticamente exclusiva de los países industrializados. Para considerar obesa a una persona, ésta debe pesar más del 20% de su peso máximo recomendado. En el Reino Unido, según la Oficina del Censo, el 16% de los hombres y el 18% de las mujeres son obesos. El rechazo social al sobrepeso hace que estas personas tengan una imagen negativa de sí mismas. Además, la obesidad puede tener consecuencias nocivas para la salud, entre las que se incluye la posibilidad de sufrir cáncer, artritis, venas varicosas, hipertensión, diabetes y cardiopatías. Aunque el tabaquismo y la bulimia tienen rasgos comunes, hay una diferencia básica: para vivir, hay que comer. El objetivo no es la abstinencia, sino reducir el consumo de alimentos.

Muchas personas comen para recompensarse o matar el aburrimiento. De niños nos dan una golosina si recogemos los juguetes; en el cine comemos palomitas, y, cuando nos licenciamos, nuestros padres nos invitan a un banquete. También hay quien come para atenuar los sentimientos que afloran tras sufrir una experiencia desagradable.

Cómo puede ayudar la hipnosis

La hipnosis puede utilizarse para reprogramar la actitud del subconsciente hacia la comida y disociar la ingesta de alimentos de la sensación de bienestar. Además, puede usarse para incorporar nuevos modelos de comportamiento en relación con las horas, los lugares y los motivos para comer. Algunas sugestiones pueden ser no comer entre horas y parar de comer cuando uno empieza a sentirse lleno.

Por otro lado, la hipnosis puede aumentar el atractivo de las comidas sanas. El psicoterapeuta puede sugestionarnos para que suprimamos por completo la comida basura, diciéndonos que es veneno para nuestro sistema. Asimismo, puede darnos sugestiones específicas para que prefiramos la leche desnatada a la entera o para que no nos pongamos azúcar en el café. Puede realzar la experiencia sensorial de comer, sugestionándonos para que saboreemos cada bocado, en lugar de engullir la comida. La idea es transformarle para que deje de ser un glotón y se convierta en un sibarita.

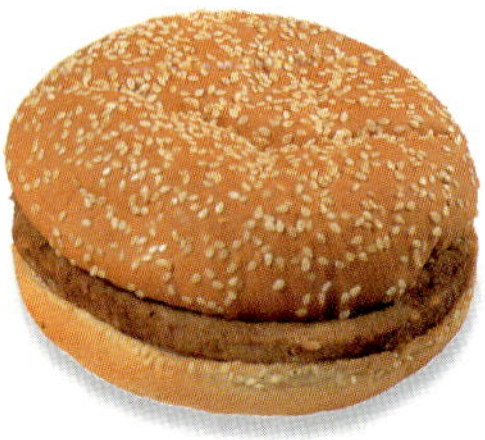

Comida basura
Muchas de las personas con sobrepeso subsisten a base de comida basura.

CASO REAL: BULIMIA

Eric, de 50 años, tenía su propio negocio: una tienda de periódicos y revistas, donde no faltaba un buen surtido de chucherías. Su trabajo implicaba pasar largas horas tras el mostrador y, cuando se sentía aburrido, se atiborraba de dulces. Usaba la comida como droga para levantarse el ánimo, haciendo caso omiso de las señales de hambre que emitía su cuerpo. No tenía tiempo para sentarse a comer a mediodía y sobrevivía a base de bocadillos y comida para llevar. En cinco años, engordó 19 kg. Había probado cientos de dietas y perdido algo de peso, pero, en cuanto las abandonaba, volvía a engordar. Le deprimía su incapacidad para controlarse.

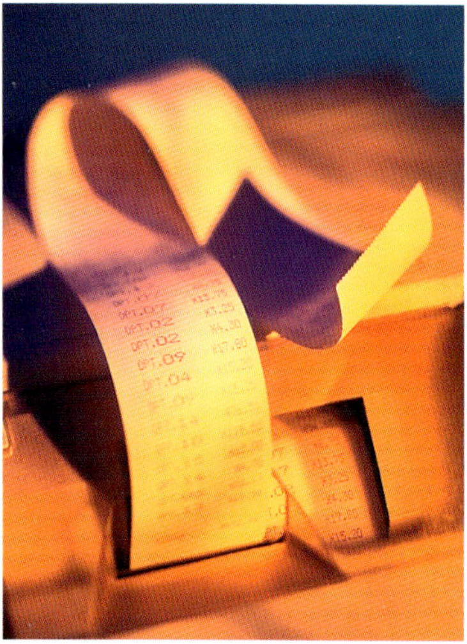

Comidas rápidas
La presión de llevar su propio negocio impulsó a Eric a comer compulsivamente.

Bajo control

Eric descubrió que, gracias a la hipnosis, sus pensamientos sobre la comida se habían reorganizado, con resultados más que positivos.

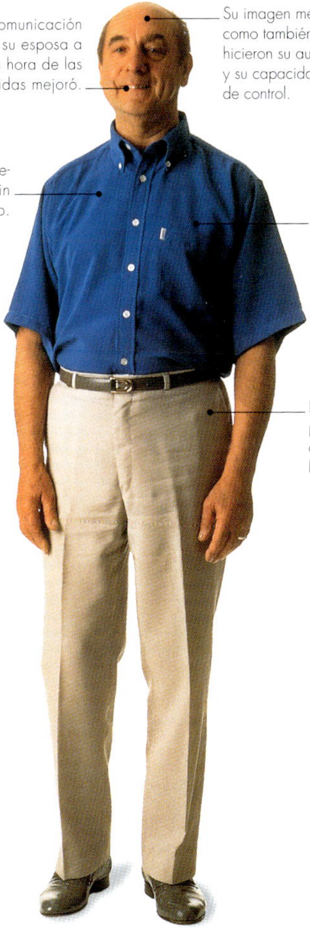

Mantén la línea

TRATRAMIENTO

Bajo hipnosis, Eric recibió la sugestión de que debía mantener la línea y controlar su apetito, hacer las comidas regulares y no sentir inclinación por la comida basura. Aprendería a calmarse, a relajarse y a afrontar los problemas directamente y de manera efectiva

RESULTADOS

Al acudir a la segunda sesión, Eric informó de que había perdido 1,5 kg, cantidad que fue en aumento a medida que progresaba la terapia. Para la fecha de la cuarta sesión, ya escuchaba a su cuerpo cuando tenía hambre, se alimentaba a base de comidas sanas y se sentaba a la mesa con su esposa para cenar. El fisioterapeuta consideró que estaba listo para continuar por sí solo. Durante el año posterior, Eric practicó la autohipnosis y logró alcanzar su peso ideal.

Maltratar el cuerpo: un comportamiento habitual

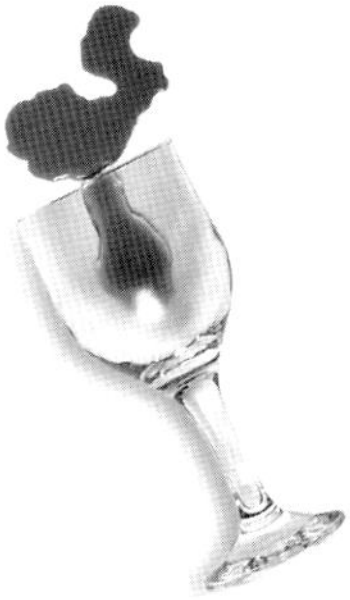

Me das ganas de vomitar
La terapia de aversión, mediante la cual se sugiere al paciente que la ingesta de alcohol le provocará náuseas, debe aplicarse con suma precaución.

El morderse las uñas y la tricotilomanía (la necesidad irresistible de arrancarse el pelo) parecen guardar relación con la comodidad con uno mismo. Las personas que padecen estas adicciones tienden a autolesionarse cuando sienten ansiedad o están bajas de moral. La sugestión hipnótica puede inmovilizar temporalmente el brazo cuando éste participa en el hábito.

Se sugestiona a los pacientes diciéndoles que les resultará desagradable tocarse el cabello, a menos que sea para peinárselo, y que al morderse las uñas sentirán náuseas. No obstante, el psicoterapeuta debe ser cauteloso: si le sugiere al paciente que no volverá a tener ganas de tocarse el pelo, éste podría incluso dejar de lavárselo.

Alcoholismo y drogadicción

La hipnosis resulta de gran ayuda para ayudar a los alcohólicos y drogadictos a abandonar su adicción. Si se trata de un hábito reciente, puede modificar su actitud para que busquen ayuda.

La hipnosis permite recrear la sensación de bienestar que se disfruta bajo los efectos del alcohol y las drogas. Mediante una combinación de visualización y sugestión posthipnótica, el paciente se visualiza a sí mismo en una ocasión futura en la que se le ofrece alcohol y se ve rechazándolo y pidiendo un refresco. Esta técnica resulta de gran utilidad para abordar eventos sociales que podrían poner su sobriedad a prueba.

Tics

Los tics son contracciones musculares repetidas, involuntarias y fortuitas que, con frecuencia, suelen ser síntoma de trastornos psicológicos menores. Pueden empeorar con el estrés. En estos casos, la mitigación de la ansiedad mediante la hipnosis puede ayudar a reducir los síntomas. Otra técnica consiste en ordenar al paciente, mientras está bajo los efectos de la hipnosis, que repita el tic al recibir una señal determinada dada por el terapeuta. Durante el transcurso de la sesión, a intervalos, el psicoterapeuta dará la señal para que el paciente reproduzca el tic. A medida que avance el ejercicio, al paciente le resultará más difícil cumplir la orden. La intensidad de los síntomas producidos de manera involuntaria irá disminuyendo poco a poco.

PROBLEMAS PSICOLÓGICOS

El espectro de desórdenes psicológicos que pueden tratarse con ayuda de la hipnosis incluye desde trastornos de autoestima a estrés postraumático. La hipnoterapia puede resultar de suma utilidad para paliar los problemas causados por la ansiedad. El miedo es una respuesta a una amenaza inmediata, mientras que la ansiedad consiste en anticiparse a un acontecimiento mucho menos definido. Los síntomas experimentados durante una crisis de ansiedad forman parte natural de la reacción de lucha o huida del cuerpo, que genera un aumento de la energía para oponerse al atacante o escapar de la situación. El cuerpo se tensa, produciendo los síntomas clásicos: taquicardia, dificultades para respirar y molestias en el estómago. A medida que el cuerpo se sensibiliza, es posible prever cuando va a producirse una crisis de ansiedad, lo cual permite evitar las situaciones que las provocan. Puede ocurrir que, en última instancia, uno acabe por evitar cualquier situación, persona o cosa que le provoque ansiedad o inquietud.

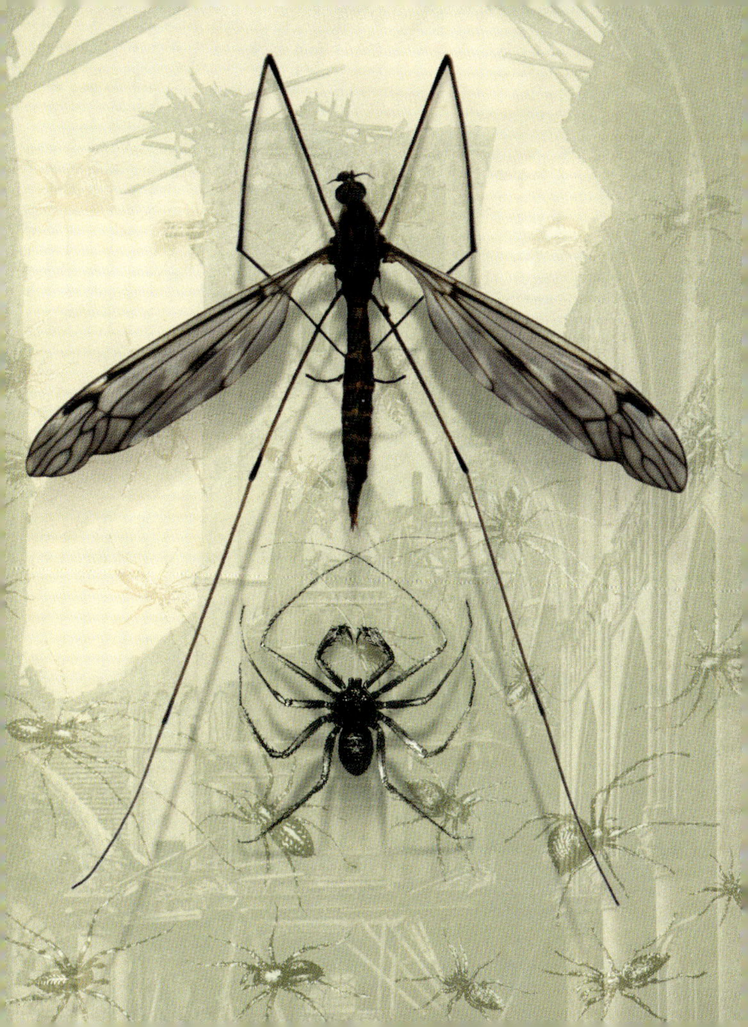

Problemas de confianza: cómo reforzar el ego

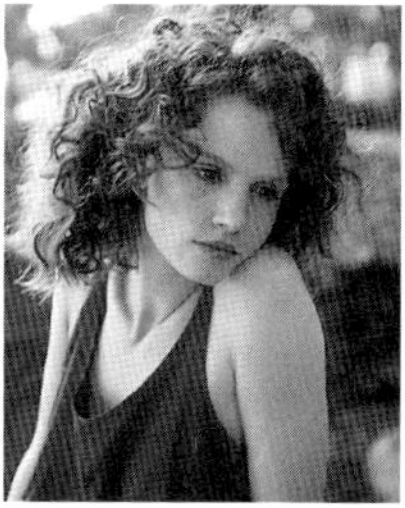

Sensación de hundimiento
Las personas con baja autoestima perciben cómo ésta afecta a muchos aspectos de su vida.

Los problemas de baja autoestima, aunque parezcan menores, pueden malograr la vida de una persona y hacerle perderse grandes oportunidades. Por ejemplo, la persona puede no tener confianza para acudir a actos sociales o hablar con el sexo opuesto, y ello puede impedirle progresar en su trabajo. Un ejemplo extremo es la fobia social, un trastorno que lleva a quienes lo padecen a evitar todo acto social. Cuando se ven forzados a mezclarse con gente, los afectados experimentan síntomas típicos de las crisis de ansiedad, como palpitaciones y sudor, se les reseca la boca y se ponen rojos. Es un problema que conviene tratar, ya que quienes lo padecen son 19 veces más propensos a refugiarse en el alcohol y las drogas que el resto de personas.

Problemas sin importancia

Bajo la hipnosis, es posible sugestionar al paciente para que se sienta mejor consigo mismo, tranquilo, confiado, y para que disfrute socializando. Se le enseña a no tener una imagen negativa de sí mismo. Para abordar una ocasión especial, como una fiesta o una entrevista de trabajo, es posible hipnotizar al paciente e inducirlo a visualizar el evento, repitiéndose para sí que se siente cómodo, relajado y en paz con el mundo. Estos sentimientos volverán a aflorar durante la situación real. La autohipnosis puede ayudar a una persona a sentirse segura en una situación límite.

Pueden usarse palabras clave para cambiar el modo en el que se percibe una situación. La hipnosis puede eliminar los síntomas físicos como el enrojecimiento, el sudor o el temblor. Para ello, se enfrenta al paciente a la situación temida mediante visualización y se le induce a aclimatarse poco a poco.

Problemas más hondos

Muchas de las personas que no tienen confianza en sí mismas pueden mejorar con la sugestión hipnótica. Sin embargo, hay problemas más hondos que deben abordarse a un nivel más fundamental. La falta de autoestima puede deberse a haber sufrido abusos sexuales o falta de cariño en la infancia. También puede responder a sentimientos arraigados relacionados con los padres o figuras autoritarias que las han hecho sentirse inseguras, no queridas o fracasadas. En muchos casos, es necesario recurrir al hipnoanálisis con terapia de regresión de edad (*véanse* págs. 100–101).

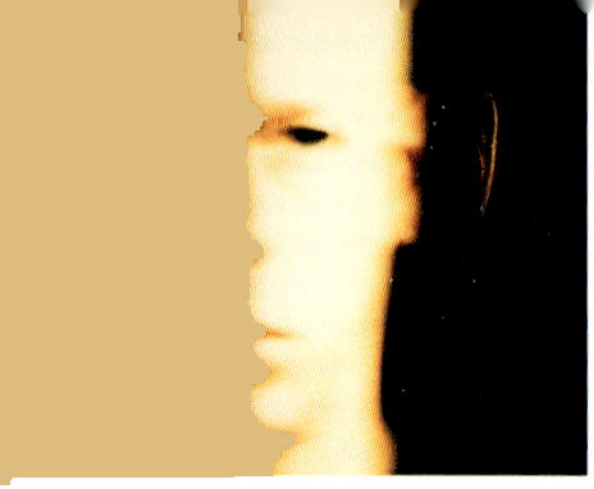

Invisibilidad
La falta de confianza en sí mismas puede empujar a las personas a alejarse por completo de la sociedad.

CASO REAL: CONFIANZA

Mark, un locutor de radio de 30 años, descubrió que la falta de confianza en sí mismo le impedía desempeñar satisfactoriamente su trabajo y comunicarse con el sexo femenino. Cuando estaba con gente, ya fuera en el trabajo o en actos sociales, le asaltaba el pensamiento de que «no era lo suficientemente bueno» y «no caía bien». Al final, sus temores acabaron por convertirse en realidad. La relación recién iniciada con una mujer que le gustaba mucho no funcionaba como había esperado. Pensó que su actitud negativa le estaba arruinando la vida. Al asistir a un espectáculo de hipnosis, empezó a pensar que la sugestión hipnótica podía ser su solución.

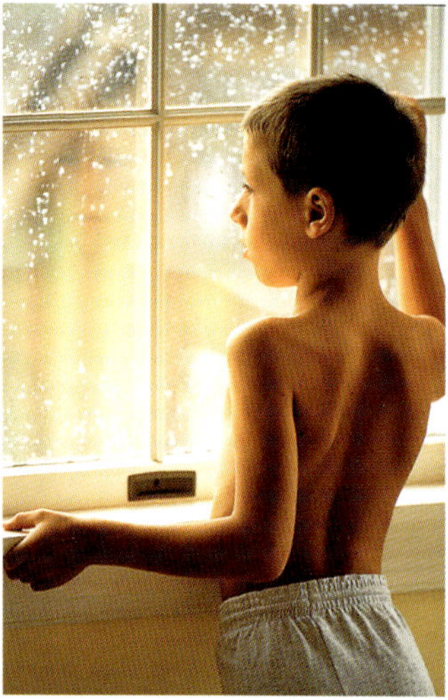

Vulnerable
La falta de confianza de Mark se debía a que su madre no le ayudó a creer en sí mismo de niño.

Confianza en uno mismo

TRATAMIENTO

Bajo los efectos de la hipnosis, el psicoterapeuta sugestionó a Mark para que se sintiera cómodo al tratar con los demás, disfrutara socializando, y se sintiera seguro de su trabajo y de sí mismo. Le indujo a visualizarse en un acto social en el que dialogaba tranquila y alegremente con personas a las que acababa de conocer. El tratamiento se reforzó con una cinta que contenía sugestiones para reforzarle la confianza. Mark reproducía la cinta en casa, mientras practicaba la autohipnosis.

RESULTADOS

A las cinco sesiones, Mark notó un cambio sustancial en su actitud hacia la vida. Empezó a sentirse más seguro en su trabajo y en el trato con sus colegas y los entrevistados. Se sintió más creativo al escribir los guiones. Su relación con su novia floreció: a ella le resultaba más fácil estar con él y alquilaron un piso juntos.

Dejó de ruborizarse cuando le presentaban a alguien.

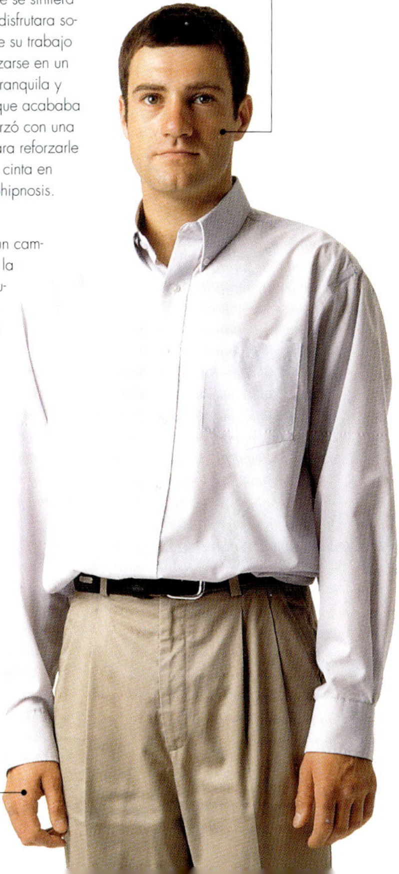

Las manos dejaron de temblarle en las situaciones difíciles.

Fuerza

Gracias a la hipnosis, Mark dejó de tener una imagen negativa de sí mismo y empezó a comunicarse con los demás con seguridad.

Fobias: cómo combatir el miedo

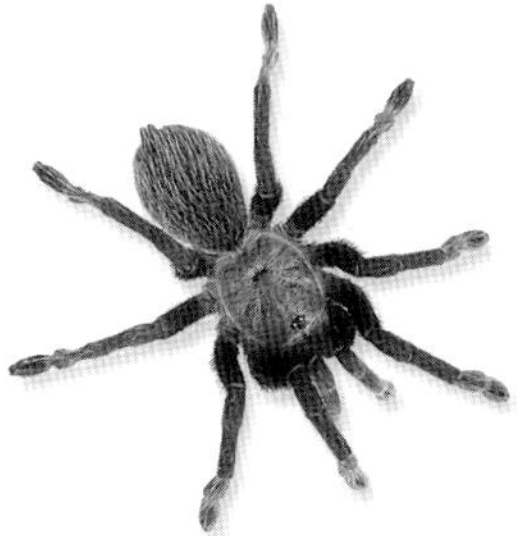

Bichos

Se cree que la aracnofobia (el miedo a las arañas) puede ser una forma de miedo a los animales venenosos que hemos heredado de épocas primitivas.

Una fobia es un temor persistente e irracional a una situación o un objeto determinados. Las fobias no son un temor con el que se nace, sino una reacción adquirida. Entre las más habituales se cuentan la claustrofobia (aversión a los espacios cerrados), la agorafobia (aversión a los espacios abiertos) y la acrofobia (aversión a las alturas). Existen fobias más raras, como la selenofobia (aversión a la luna), la pogonofobia (el temor a las barbas) y la triscadecafobia (el temor al número 13). Es posible que personas con una vida perfectamente normal experimenten fobias. Quienes las padecen suelen reconocer que su pavor es desmedido, pero son incapaces de superarlo. Para complicar más las cosas, algunas personas sienten una fobia que camufla un temor a algo muy distinto. Generalmente, se trata de una ansiedad que la persona asocia con algo de su entorno. Así, una persona a la que no le guste su trabajo puede engendrar miedo a los autobuses, si éste es el medio de transporte que utiliza para ir a trabajar.

Las personas con fobias pueden experimentar un miedo tan intenso y debilitador que les condicione la vida. Enfrentadas a la situación fóbica, pueden sufrir los síntomas de las crisis de ansiedad: sudor, temblores, sensación de desmayo, e incluso pueden llegar a creer que van a morir. Los resultados son la pérdida de toda confianza en sí mismas y una frustración creciente por dedicar su energía a sentimientos no deseados. Cuando las fobias empiezan a interferir en la vida diaria de una persona, en sus sentimientos, relaciones sociales o trabajo, deben ser tratadas.

Insensibilización

La terapia de insensibilización, consistente en recrear una situación en la cual se enfrenta al paciente con sus miedos de manera gradual, es una terapia habitual para el tratamiento de fobias, si bien puede resultar traumática. Es posible emplear la hipnosis para suavizarla. Cuando se induce una confrontación, el psicoterapeuta pide al paciente que se imagine cara a cara con su propio miedo. A continuación, se le induce a percibir la fragilidad del miedo y a no experimentar reacciones adversas en su presencia. La técnica de la regresión de edad (*véanse* págs. 100–101) permite identificar la causa de las fobias arraigadas en el pasado del paciente.

Lazos familiares
Theodosis trabajaba en un restaurante londinense, lo cual le obligaba a viajar a Grecia para visitar a su familia.

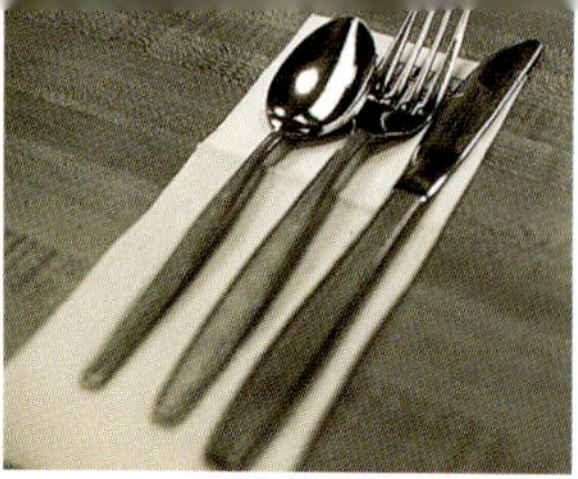

CASO REAL: MIEDO A VOLAR

Theodosis, un camarero griego de 25 años que trabajaba en un restaurante londinense, tenía que volar a Atenas para visitar a su familia. Quería conocer a su sobrino recién nacido y asistir a la celebración del octogésimo aniversario de su abuela. Su problema era que había desarrollado pánico a volar, y el viaje le parecía inconcebible. La última vez que había ido en avión había habido fuertes turbulencias y la pasajera que ocupaba el asiento de al lado se había puesto muy nerviosa. Parecía como si le hubiera contagiado el miedo. Desde entonces, cuando pensaba en volar, empezaba a sudar y a temblar.

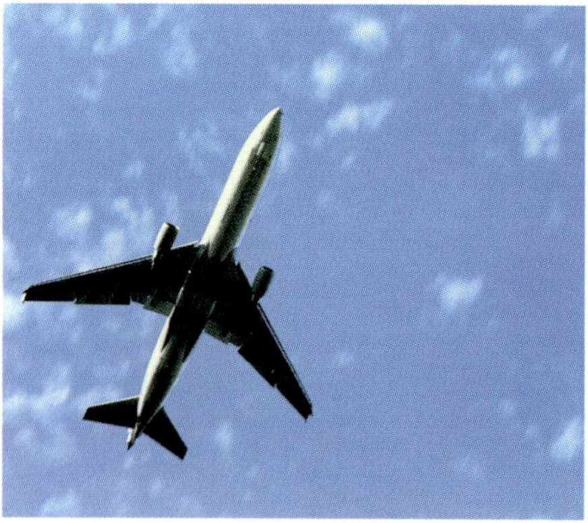

Pavor
Las personas con fobia a los aviones pueden sufrir una crisis de ansiedad con sólo pensar en volar.

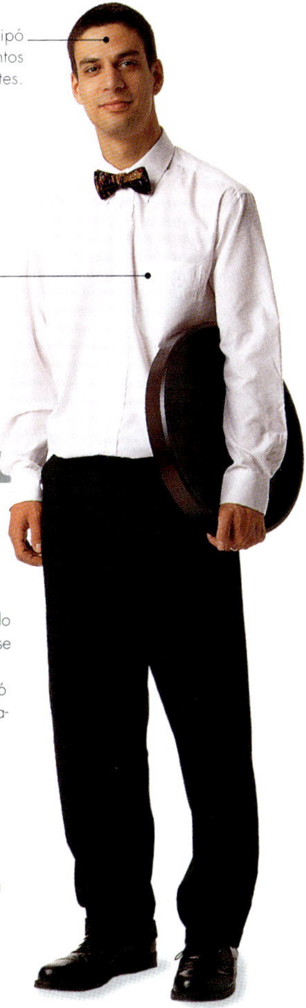
La hipnosis disipó los pensamientos atemorizantes.
Al calmar el miedo, se paliaron los síntomas de las crisis de ansiedad, como la taquicardia.

Problema resuelto

La hipnosis reprogramó las sensaciones de Theodosis en cuanto a volar, asociando la experiencia con la calma y la relajación.

Altos vuelos

TRATAMIENTO

Durante la primera sesión, el psicoterapeuta indujo el trance en Theodosis y le invitó a imaginar que estaba conduciendo un coche por el aire. En la siguiente sesión, le hizo visualizarse a sí mismo subiendo a bordo de un avión y, en la última, le hizo imaginarse que estaba volando en un aeródromo. En todas las sesiones, el psicoterapeuta implantó sugestiones positivas para que se sintiera relajado durante el vuelo y no tuviera miedo de las turbulencias.

RESULTADOS

Nueve meses después de realizar las tres sesiones de tratamiento, Theodosis telefoneó a su psicoterapeuta para informarle de que había regresado sin problemas de su viaje a Grecia. De hecho, le dijo, el viaje le resultó tan placentero que estaba pensando en solicitar un trabajo como azafato de vuelo.

Traumas enterrados: tratamiento con regresión

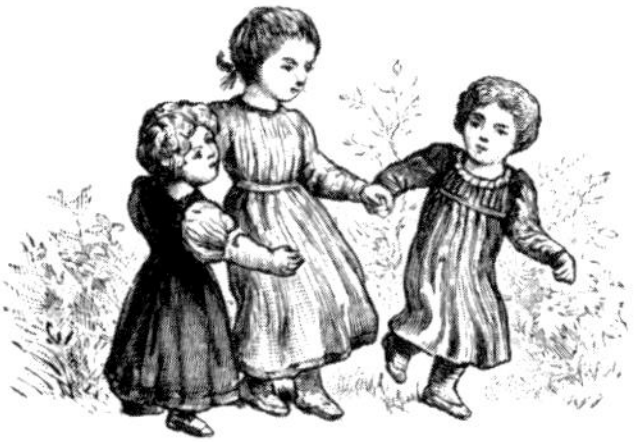

Regreso al pasado
Durante la regresión, el paciente revive el pasado, no como un recuerdo, sino como si estuviera volviendo a vivir una situación.

La terapia de la regresión permite al paciente reevaluar las situaciones del pasado y obtener una perspectiva distinta de ellas. Puede paliar la reacción emocional a un acontecimiento traumático de la infancia cuyo significado, debido a su corta edad, no entendió el paciente. Un peligro del que el psicoterapeuta debe ser consciente es que el examen de los orígenes de un problema puede traer nuevos problemas a la superficie, que también deberán ser tratados.

Los psicoterapeutas utilizan la intuición clínica para decidir si es conveniente hacer uso de la regresión. Esta técnica consiste en retrotraer al paciente a su pasado diciéndole: «Ahora vas a viajar al pasado, te vuelves más joven, más pequeño». Es posible que antes de someterle a hipnosis, el psicoterapeuta le haga decidir cómo se protegería en caso necesario, por ejemplo, con un arma imaginaria.

La regresión permite identificar el factor causante de una fobia. La mente del paciente viaja al pasado, a la edad en la que experimentó la fobia por vez primera. Una vez que descubre qué causó la fobia, el hipnotizador le invita a romper el lazo emocional que le ata a ese recuerdo antiguo. Para ello, puede pedirle que imagine el incidente proyectado en una pantalla de cine y se visualice solucionándolo de manera efectiva, cortando la cuerda para liberarse de la situación negativa. La regresión de edad puede ayudar a las personas deprimidas a recordar lo felices que se sentían años atrás y conducirles a recuperar esos sentimientos.

Malos tratos y abusos sexuales

En los casos de malos tratos en la infancia, la regresión puede resultar sumamente valiosa, porque permite revivir los recuerdos y los traumas del pasado para poderlos tratar convenientemente. Al recordar las escenas y situaciones traumáticas, el paciente puede empezar a entenderlas y romper los vínculos emocionales que le atan a ellas.

No todo el mundo tiene la misma capacidad para recordar el pasado. Hoy en día existe un gran debate sobre el síndrome de los recuerdos falsos, en los que pueden implantarse ideas ficticias. Las personas imaginan eventos que juran que han ocurrido. Es importante que el paciente sepa que los eventos que recuerda durante la hipnosis pueden no ser verdad. Pero si cree que lo son, el psicoterapeuta puede trabajar en ellos.

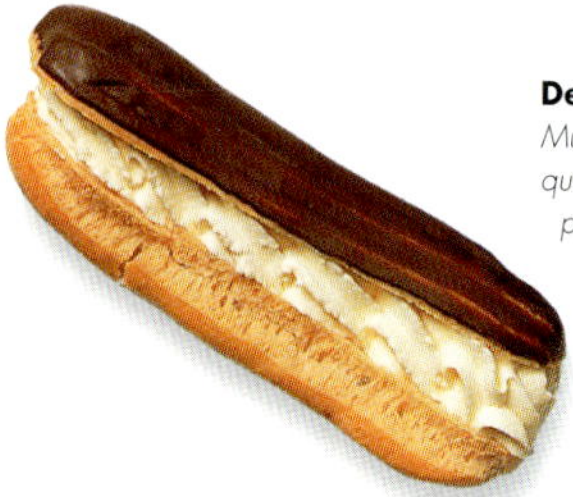

Deseos saciados
Muchas de las personas que sufren conflictos psicológicos buscan refugio en la comida.

CASO REAL: ABUSO SEXUAL

Helen, una secretaria de 28 años, había contraído compromiso recientemente. El hacerlo trajo a la superficie recuerdos de abusos sexuales que había sufrido de niña por parte de su padre y que había logrado suprimir. Descubrió que le resultaba difícil confiar en los hombres y empezó a sentir hostilidad hacia su prometido. Había bloqueado la parte física de la relación diciendo que quería esperar al matrimonio para tener relaciones. Su sentimiento de ira frustrada derivó en una depresión. Su padre había muerto siendo ella adolescente, por lo que no podía enfrentarse a él o discutir el problema con su madre. Buscó refugio en la comida y empezó a engordar.

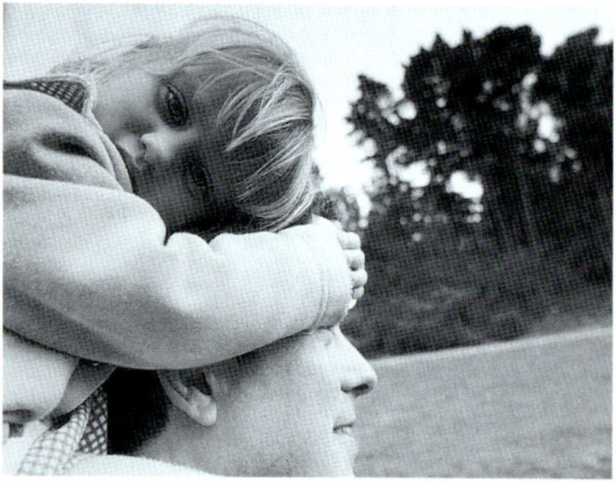

Destruidos
Con excesiva frecuencia, cuando un adulto de confianza abusa de un niño, éste cree que es responsable de que se produzcan estos abusos.

Cómo recuperar la confianza

TRATAMIENTO

El psicoterapeuta utilizó la regresión de edad para revivir los acontecimientos traumáticos experimentados por Helen en la infancia, de los que sólo tenía un vago recuerdo. Le demostró que su padre ya no tenía poder alguno sobre ella, le permitió verlo como el ser débil y retorcido que era y logró convencerla de que ella no era la culpable de haber sufrido los abusos sexuales. Mediante la hipnosis, el psicoterapeuta le hizo entender, a nivel subconsciente, que el pasado había terminado, que era ella quien tenía las riendas de su destino y que podía dirigir su propia vida.

RESULTADOS

A la cuarta sesión, Helen confesó que se sentía como si le hubieran quitado un gran peso de encima. El proceso de curación parecía afectar a todo su cuerpo y sentía que empezaba a perdonar a su padre. Ya no experimentaba furia hacia su novio y se sentía mucho más relajada cuando estaba a solas con él y se acariciaban. En el trabajo, aumentó su productividad y se sintió feliz y segura para empezar a planear su boda.

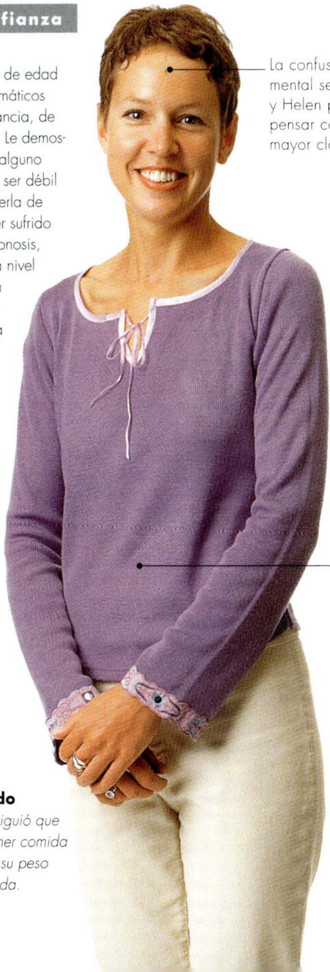
La confusión mental se disipó y Helen pudo pensar con mayor claridad.
Una dieta sana mejoró las digestiones.

De vuelta al ruedo

La hipnoterapia consiguió que Helen dejara de comer comida basura y recuperara su peso para el día de su boda.

Reencarnación: regresión a vidas anteriores

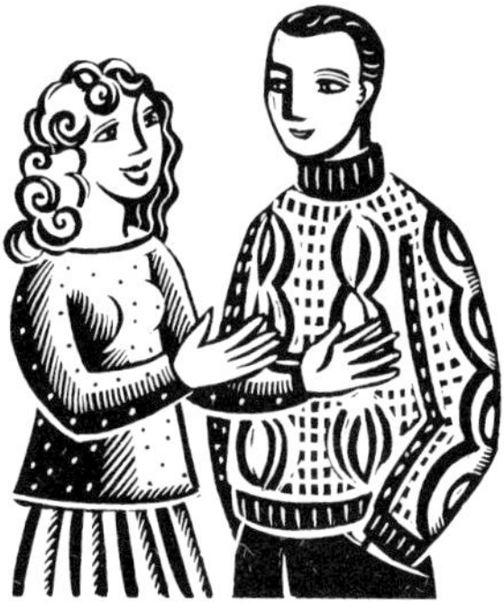

Vidas anteriores
¿Puede la regresión a vidas pasadas detectar situaciones que afectan emocionalmente a su vida presente?

La regresión a vidas anteriores consiste en retrotraer al paciente a otras vidas bajo la influencia de la hipnosis. Se la considera una prueba de la existencia de la reencarnación, si bien hay quien la interpreta como el modo que tiene la mente de simbolizar los pensamientos y sentimientos enterrados. Quienes creen en la reencarnación defienden que la vida actual es el resultado de lo que se ha sentido y experimentado en vidas anteriores y que los problemas irresueltos pueden causar tensiones físicas, sentimientos o miedos incontrolados, y gestos y pensamientos que absorben la energía. Esta técnica se usa con los pacientes en los que no ha funcionado la regresión de edad.

Viaje en el tiempo

El método empleado es una ampliación de la regresión normal. El psicoterapeuta le retrotrae «hacia su pasado, hasta la infancia, el útero, un plano astral desde el que contempla el mundo en perspectiva y al momento y lugar de otra época en los que era otra persona con un cuerpo distinto». Al preguntarle por acontecimientos importantes del pasado, el paciente puede recordar momentos y lugares de los que no tiene conciencia.

Muchos creen que se trata de criptoamnesia, una condición en la que el sujeto adorna una fantasía, probablemente sobre un evento que ha leído y olvidado. Sea cual sea su origen, revivir estos acontecimientos tiene efectos terapéuticos y ayuda a solucionar trastornos nerviosos y emocionales.

Virginia Tighe

En los años cincuenta se publicó el libro *La tragedia de Bridey Murphy*, de Morey Bernstein, que recogía la experiencia de Virginia Tighe, quien, bajo la hipnosis, hablaba con acento irlandés, bailaba la giga y afirmaba llamarse Bridey Murphy y vivir en la Irlanda del siglo XIX. Luego se descubrió que Tighe narraba las historias que le había contado una anciana que había crecido en Irlanda.

En el 95% de los casos, los recuerdos pasados no son tales. Las personas en quienes se ha practicado una segunda regresión y a quienes se ha preguntado dónde han obtenido la información, explican haberla extraído de un libro u otra fuente. No obstante, el 5% de los casos sigue sin tener explicación.

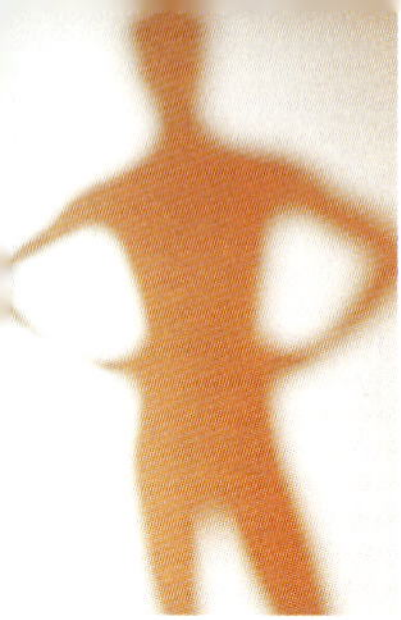

Una y otra vez
Algunos hipnotizadores creen que cada vida vivida ofrece la oportunidad de aprender nuevas lecciones espirituales.

REENCARNACIÓN

Durante más de 20 años, Arnall Bloxham, un célebre hipnoterapeuta de Cardiff, grabó en cintas 400 ejemplos de reencarnación. El caso más conocido es el de una galesa que utilizaba el seudónimo de Jane Evans y describió en detalle seis vidas previas: como mujer de un tutor en tiempos romanos; judía en el York del siglo XII; joven sirvienta de un príncipe mercader francés en la Edad Media; dama de honor de Catalina de Aragón; costurera pobre en el Londres de la época de Ana de Inglaterra, y monja en un convento de Maryland, EE.UU., a principios del siglo XX.

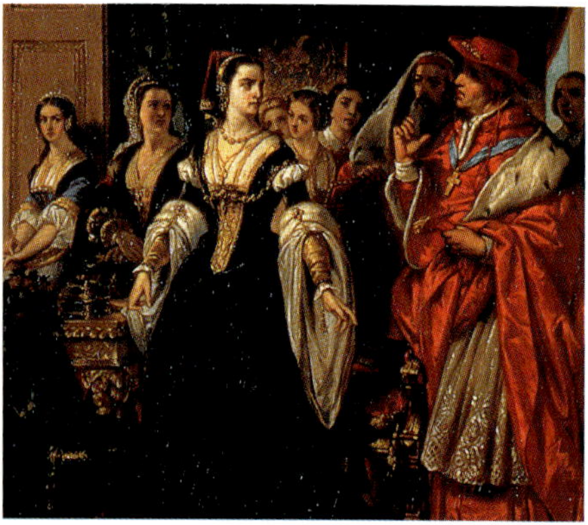

Fantasía
Encontrar una existencia previa glamurosa puede servir de compensación si se lleva una vida mundana.

Pogromo en York

REBECCA

La grabación de Rebecca, la judía que habitó en York en el siglo XII, describe una violencia desgarradora, un incendio, su muerte y la de su hija. Rebecca narra los conflictos raciales existentes en York que condujeron a la masacre de la población judía de la ciudad, a quien se prendió fuego en el campanario de Clifford. También explica cómo logró escapar y refugiarse en la cripta de una iglesia a las afueras de la ciudad, junto a su hija. Luego describe el ruido de los soldados al entrar, su pavor al ser descubiertas y, por fin, la oscuridad.

INVESTIGACIONES ULTERIORES

En su libro *More Lives Than One*, de 1976, Jeffrey Iversen investigó las descripciones de Rebecca y otros pacientes de Bloxham. Visitó los lugares en los que se realizaron las regresiones, contrastó los datos con hechos históricos confirmados o sospechados y se entrevistó con historiadores. Uno de ellos, el profesor Barrie Dobson de la Universidad de York, afirmó que muchos de los detalles de la historia de Rebecca eran «de una precisión sorprendente». Dobson intuyó que la iglesia de St. Mary, en Castlegate, York, encajaba con la descripción del lugar en el que se refugió Rebecca, aunque carecía de cripta. Seis meses después, un obrero descubrió lo que podría haber sido una cripta: una estructura del período románico anterior a 1190.

El descubrimiento dio credibilidad a la historia de Rebecca. Su versión de los hechos no relataba exactamente lo recogido en los libros de historia y revelaba datos inéditos. Iversen concluyó que sus conocimientos carecían de explicación racional. Investigadores más escépticos sostienen que las memorias desenterradas de Rebecca muestran imprecisiones.

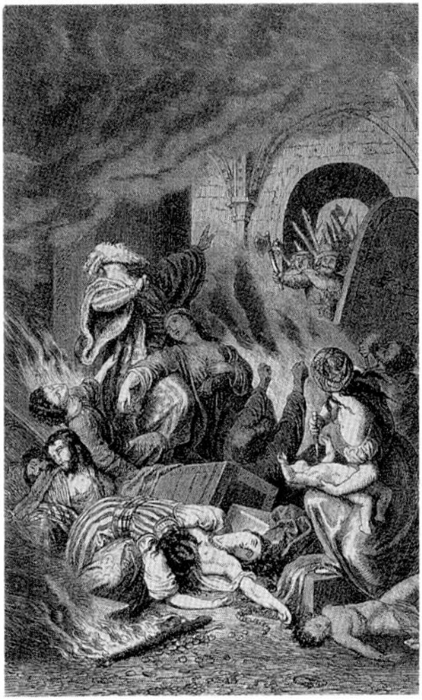

La ordalía del fuego

La descripción que Jane Evans hizo de la masacre de la población judía de York encajaba con los datos históricos conocidos.

Depresión: cómo despejar las nubes

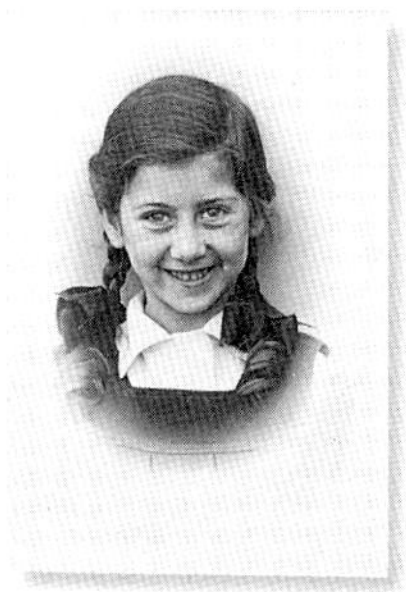

¿Predestinados a la depresión?
La depresión clínica afecta a un 10% de los hombres y a un 20% de las mujeres en algún momento de sus vidas.

El término «depresión» cubre un amplio espectro de estados mentales, que incluyen desde altibajos hasta la depresión clínica, un importante trastorno mental caracterizado por una tristeza anormal y persistente, y el abandono de las actividades habituales. La depresión clínica se diagnostica cuando una persona sufre una serie de síntomas durante más de dos semanas. Entre dichos síntomas se cuentan la desesperación, llantos incontrolables, letargo, odio hacia uno mismo, agotamiento, hipocondría y, en casos extremos, alucinaciones.

La depresión clínica es un trastorno emocional común. Aparte de las causas biológicas (que pueden tratarse con medicamentos para aumentar los niveles de los neurotransmisores), la depresión puede ser la reacción de una persona a ciertos acontecimientos de su vida. Por ejemplo, no es extraño que las personas sufran depresión cuando se quedan sin trabajo o pierden a un ser querido.

Reforzar el ego

Si bien la hipnoterapia no hace milagros, puede ayudar al paciente a aceptar su situación y a no sentirse afligido por un suceso. En ocasiones, la hipnoterapia se aplica en combinación con terapia cognitivo-conductual. El proceso de la hipnosis empleado meramente como método de relajación puede ayudar a ciertas personas deprimidas. También puede aplicarse para paliar recuerdos traumáticos y para buscar las raíces de los sentimientos de inadecuación del paciente (*véanse* págs. 100–101). El refuerzo del ego ha de ajustarse a las necesidades y características de cada paciente para ayudarle a sentirse bien consigo mismo. No obstante, esta técnica consiste en amplificar los sentimientos positivos, por lo que, para que surta efecto, es necesario que el paciente experimente alguno de antemano. La hipnosis requiere la participación activa del paciente y puede resultar difícil si éste sufre desesperación, falta de energía e incapacidad para involucrarse en nada.

La técnica del puño cerrado

Consiste en anclar sentimientos positivos a la mano derecha y negativos, a la izquierda. Al cerrar el puño izquierdo se disipa la negatividad y al cerrar el derecho surgen pensamientos positivos.

La quietud de la noche
La soledad y la falta de distracciones por la noche pueden provocar pensamientos oscuros, pesadillas y crisis de ansiedad.

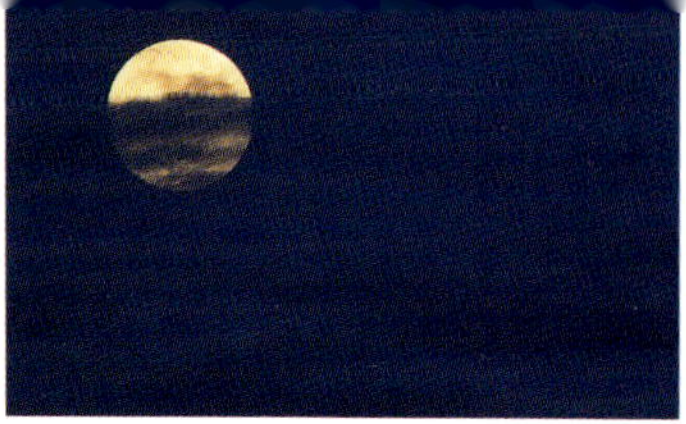

CASO REAL: DEPRESIÓN

A los 65 años, Edward, periodista de un diario nacional, acababa de jubilarse. Acostumbrado a un trabajo estimulante y exigente, le resultaba difícil habituarse a una nueva vida y ocupar su tiempo libre. También pensaba que no había sido capaz de desarrollar todo su potencial, ya que nunca había alcanzado la fama en su profesión. El pensamiento de que su vida carecía de sentido le provocó una crisis. Sus hijos se habían independizado, con lo que aún tenía menos responsabilidades. Empezó a creer que no había salida. Una noche sufrió una crisis de ansiedad durante la cual experimentó un miedo intenso a morir. Comenzó a padecer insomnio, a despertarse de madrugada, y a tener sentimientos y pensamientos profundamente negativos.

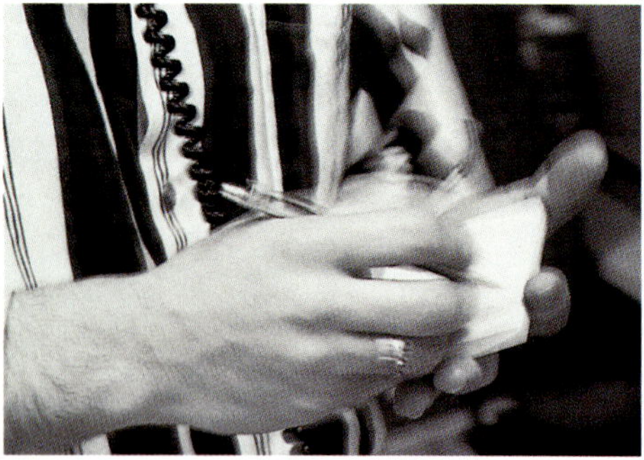

El trabajo
Edward fundamentaba su autoestima en el estatus que le confería ser periodista.

Cómo recuperar la confianza

TRATAMIENTO

El tratamiento de Edward consistía en una combinación de hipnopsicoanálisis e hipnotismo en su forma más pura. El hipnopsicoanálisis lo aconsejaba sobre su sistema de creencias y modelaba la visión que tenía de sí mismo. A través de la hipnosis se le sugestionó para que se sintiera más confiado y viera el futuro con optimismo. Se le inculcó que le quedaban muchos años productivos por delante y que podía desarrollar su habilidad como escritor. También se le sugestionó para que se sintiera mejor consigo mismo.

RESULTADOS

Tras seis o siete sesiones, Edward experimentó una mejoría notable. Las nubes de la depresión se despejaban y veía el futuro con optimismo. La ansiedad desapareció. Volvía a sentirse bajo control y con confianza para escribir artículos como colaborador externo para algunos diarios.

Recuperación

Los sentimientos negativos de Edward se disiparon cuando la hipnoterapia reprogramó su estructura de pensamiento y le devolvió el entusiasmo por la vida.

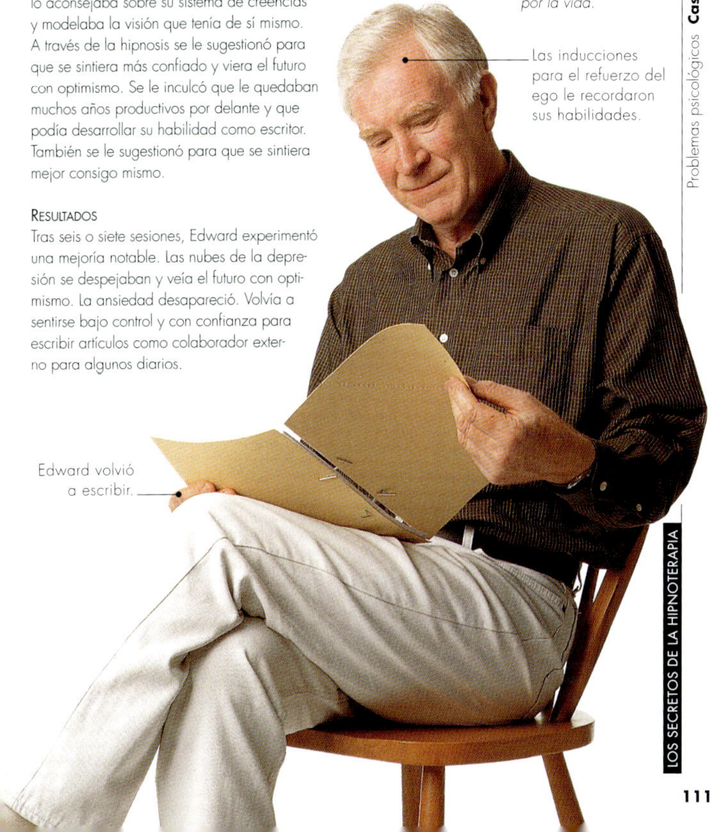
Las inducciones para el refuerzo del ego le recordaron sus habilidades.
Edward volvió a escribir.

Estrés postraumático: cómo mitigar la angustia

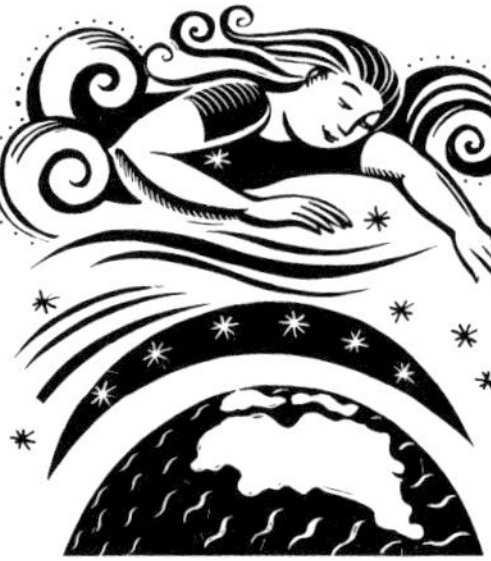

Efecto de larga duración
Los acontecimientos traumáticos pueden dejar cicatrices tanto en la mente como en el cuerpo.

El trastorno por estrés postraumático es una forma de ansiedad que se manifiesta tras vivir una situación estresante o angustiosa. El incidente inductor puede ser tanto un desastre provocado por el hombre como uno natural que conlleve violencia o daños graves. La idea de que el estrés intenso puede traumatizar durante largo tiempo a quienes lo han padecido surgió por primera vez durante la Primera Guerra Mundial. Entonces los médicos atribuían los síntomas de «histeria» al terror a los proyectiles. Durante la Segunda Guerra Mundial, los psiquiatras averiguaron que estaban más arraigados en la mente que en el cuerpo, por lo que rebautizaron este trastorno con el nombre de «neurosis de guerra».

Hoy se sabe que el trastorno por estrés postraumático no es un fenómeno que se restrinja al campo de batalla, sino que puede aparecer tras cualquier catástrofe o acontecimiento traumático. Afecta a los supervivientes y a quienes lo presencian.

El legado del trauma

Tras un hecho traumático, algunos supervivientes desarrollan sentimientos de terror e indefensión. Entre los síntomas que presentan se cuentan pensamientos y recuerdos molestos que les hacen revivir el acontecimiento, alucinaciones y pesadillas, desorientación, sensación de aislamiento, insomnio e incapacidad para concentrarse. Pareciera como si sus mentes reprodujeran el desastre en un intento por entenderlo desde otra óptica. También pueden sufrir la «culpa del superviviente» por haber sobrevivido a la catástrofe, mientras que otros han fallecido. Este trastorno puede provocar problemas en sus relaciones y en el hogar, pues quienes lo sufren se encierran en sí mismos y son incapaces de concentrarse en el presente.

Reprogramación

La hipnoterapia ayuda a los afectados a recrear los hechos y reprogramar sus mentes para reducir la ansiedad y el estrés, a entender sus síntomas y a aceptar lo ocurrido. La hipnosis se usa para lograr la relajación física y mental, alejar los pensamientos y sentimientos incómodos y reaprender a comportarse con normalidad. Ayuda al afectado a poner fin a su trauma, le devuelve el control y le permite alejar de sí el sentimiento de victimismo.

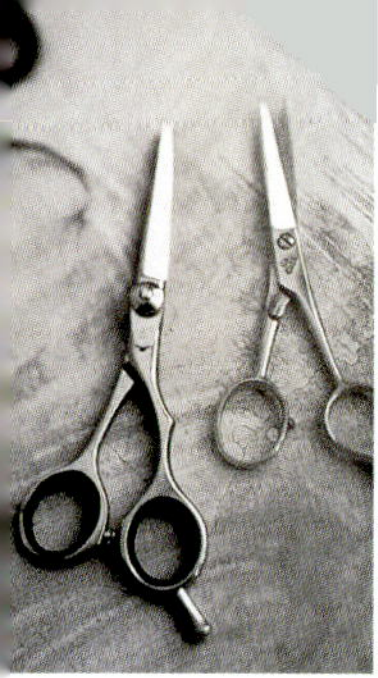

Preocupación
Los afectados por estrés postraumático se sienten incapaces de lidiar con su trabajo y relacionarse con su familia.

CASO REAL: TRAUMA

Emma, una peluquera de 32 años, vivió una catástrofe ferroviaria, en la que, pese a salir ilesa, presenció muchas escenas angustiantes. Al principio quedó en shock profundo, pero a los pocos días empezó a sentirse mejor. De repente, dos semanas después, empezó a tener *flashbacks* gráficos en los que revivía el evento con todo detalle. Esto le ocurría tanto estando despierta como dormida. Las visiones acabaron por dominar su vida hasta el punto de hacerle sentir que no podía concentrarse en nada más y dejar de ir a trabajar. Se convirtió en un ser retraído, se apartó de su marido y de sus amigos, a quienes acusaba de no comprender por lo que estaba pasando. Su marido notó que el carácter le había cambiado de la noche a la mañana, pero no sabía de qué modo podía ayudarla.

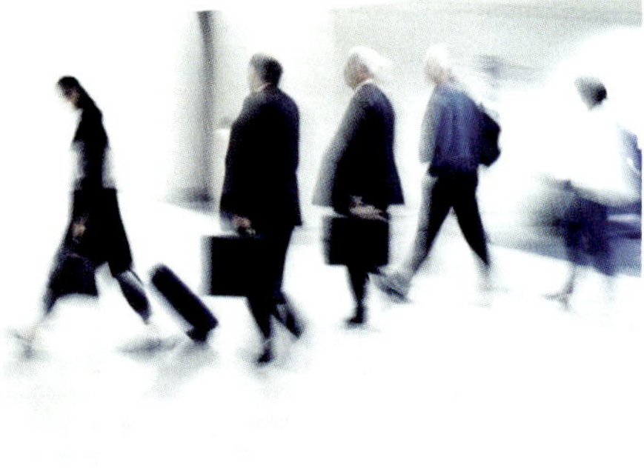

Supervivientes
Quienes han sufrido catástrofes y han salido ilesos pueden experimentar sentimiento de culpa.

La vida sigue

Tratamiento

La terapia de Emma empezó con sesiones de orientación en las que el psicoterapeuta le pedía que explicara qué había ocurrido durante el incidente traumático. En la tercera sesión, la hizo regresar al momento de los hechos utilizando la hipnosis para averiguar cómo había procesado su mente los acontecimientos y ayudarla a superarlos y continuar con su vida. Eran agua pasada y no podían afectar a su futuro. La hipnosis le permitió, asimismo, relajarla y poderle imprimir mensajes de refuerzo del ego para que lograra recuperar la confianza en sí misma.

Resultados

Tras cuatro meses de terapia regular, las pesadillas de Emma empezaron a desaparecer y comenzó a sentirse más relajada durante el día. Notó que, a veces, pasaba mañanas enteras sin pensar en el accidente, y luego días. Recuperó la capacidad de concentrarse, de pensar en otras cosas e, incluso, de volver a ir a trabajar en tren. Retomó la vida social con sus amigos y empezó a hablar más abiertamente sobre sus sentimientos con su marido.

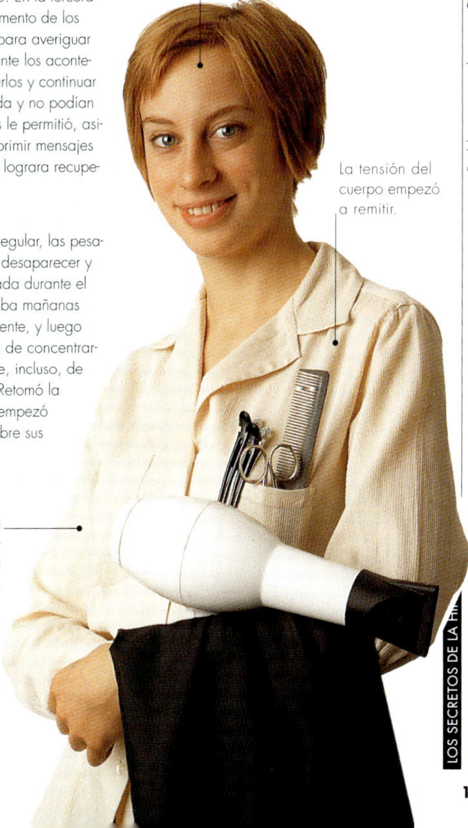

Comunicación abierta

Emma empezó a abrirse a su marido tras la hipnoterapia intensiva, lo cual le permitió continuar con su vida.

Problemas sexuales: cómo recuperar la libido

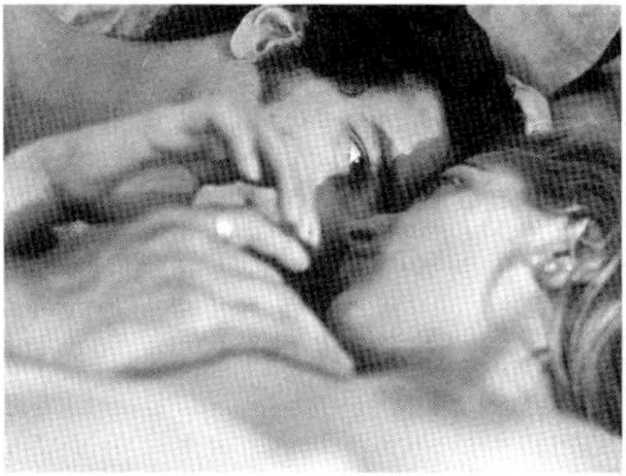

Ansiedad
La hipnosis puede eliminar la sensación de torpeza y el miedo a un rendimiento sexual pobre.

Los problemas sexuales pueden definirse como la incapacidad de obtener placer y satisfacción del acto sexual. La causa puede ser física o psicológica. Uno de los obstáculos que impide disfrutar es la ansiedad. La preocupación por cómo se está actuando puede provocar impotencia y eyaculación precoz. El fracaso repetido durante el acto sexual causa ansiedad, frustración y aprensión. Los músculos de la ingle deben relajarse para que la sangre fluya al pene y permita mantenerlo erecto. La ansiedad inhibe el flujo sanguíneo e impide tener una erección. La autohipnosis puede ayudar a los hombres a relajarse. Es posible utilizar la visualización para que la sangre fluya al pene. Los mensajes de refuerzo del ego contribuirán a mejorar el rendimiento del paciente.

Problemas femeninos

En las mujeres, los conflictos inconscientes relacionados con la actividad sexual pueden generar vaginismo (una contracción involuntaria de los músculos de la vagina y del perineo que impide la penetración). Las causas pueden ser el miedo al dolor durante las relaciones sexuales y actitudes negativas hacia el cuerpo mientras tiene lugar el acto sexual. La hipnosis puede ayudar a las pacientes a relajarse y, mediante la terapia de regresión de edad, puede desentrañarse el origen del problema para así resolverlo.

Sexo satisfactorio

La hipnosis contribuye a mejorar el rendimiento sexual de muchos otros modos. Por ejemplo, sugestiona a quienes se sienten culpables por disfrutar del sexo a relajarse y dejarse llevar. La terapia de la regresión puede ayudar a quienes creen haber perdido el interés por el sexo a recordar imágenes de una actividad sexual satisfactoria. La visualización ayuda a responder a la pareja como ésta desea. Del mismo modo que nos puede ser útil para preparar una entrevista de trabajo, podemos usarla para preparar un encuentro sexual. Además, permite sugestionar a quienes no se gustan para que crean que su cuerpo es perfectamente atractivo.

Infertilidad

La hipnosis puede ayudar a algunas parejas a concebir. Existen teorías que sostienen que el estrés impide concebir y, dado que la hipnosis mitiga el estrés, puede resultar de ayuda en estos casos.

PROBLEMAS MÉDICOS

La hipnosis suele utilizarse como complemento a la medicina tradicional para el tratamiento de diversas enfermedades. Sirve para aplacar las migrañas y sobrellevar los dolores del parto, el cáncer y las quemaduras de gravedad. Cada vez son más los cirujanos que permiten usarla en quirófano para paliar la ansiedad, reducir las hemorragias y rebajar la dosis de anestesia inyectada. En ciertos casos, la hipnosis se ha empleado para practicar cirugía sin anestesia. En el tratamiento de enfermedades graves, como el cáncer o el sida, puede estimular el sistema inmunitario. Uno de los usos más frecuentes de la hipnosis es en el tratamiento de enfermedades psicosomáticas, cuya aparición parecen favorecer factores como el estrés. Entre estas patologías se cuentan el asma, los eccemas y el síndrome del intestino irritable.

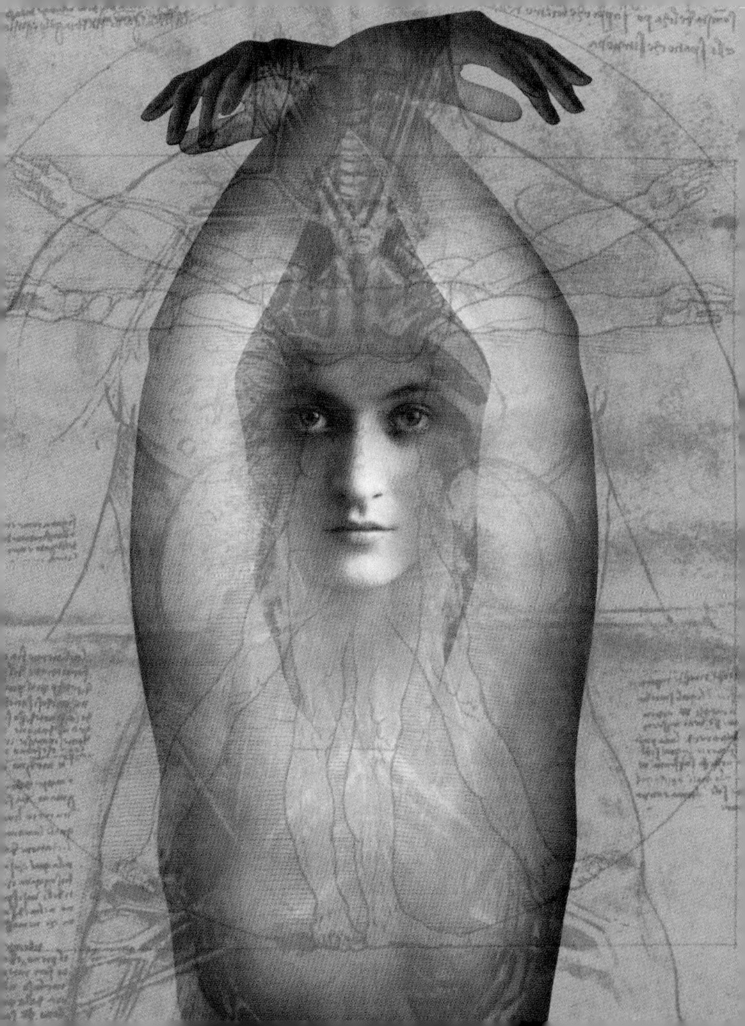

Tensión arterial alta: cómo relajar las arterias

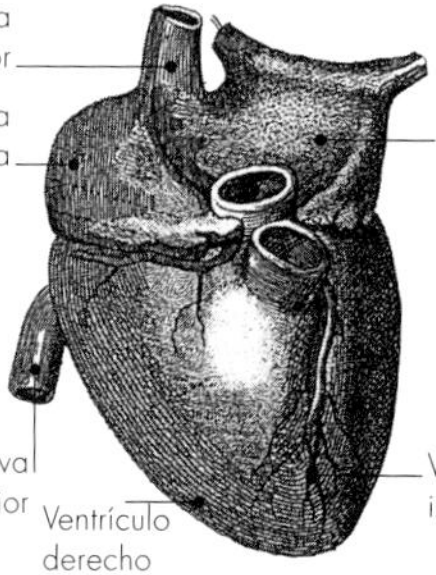

Músculo central

La contracción del corazón es la responsable de la tensión arterial.

Al latir, el músculo del corazón se contrae y bombea la sangre a través del cuerpo. La presión producida por el corazón alcanza su valor máximo cuando el músculo se contrae y recibe el nombre de presión sistólica. El músculo se relaja antes de realizar una nueva contracción y la presión desciende a su nivel inferior, la presión diastólica. Ambos tipos de presión se expresan en milímetros de mercurio (mmHg).

Se considera que una persona tiene la presión alta si su presión sistólica es superior a 160 mmHg y la diastólica, superior a 90 mmHg. Los vasos sanguíneos de las personas mayores tienden a ser menos elásticos, lo cual aumenta su presión arterial.

Hipertensión

Entre un 10 y un 20% de la población sufre de tensión arterial alta o hipertensión, un trastorno muy común. En el 90% de los casos, la causa es un misterio. Entre los factores de riesgo se cuentan el sobrepeso, la mala condición física, la ingesta de grandes cantidades de alcohol y el estrés.

En situaciones estresantes, el ritmo cardíaco aumenta y, con él, la tensión arterial. Un ejemplo conocido es la «hipertensión de bata blanca»: el paciente sufre una subida de la tensión arterial cuando se la toma el médico. En muchos casos, si la persona vuelve a tomarse la tensión en casa, descubre que es perfectamente normal. Sin embargo, a diferencia de los efectos del estrés puntual en la tensión arterial, los cuales están bien documentados, se desconoce si el estrés reiterado puede causar hipertensión crónica. Tampoco está claro si la hipnosis por sí sola puede aminorar ciertos problemas crónicos de presión arterial.

No obstante, es frecuente usar la hipnosis para tratar la hipertensión. Además de relajar al paciente hipnotizándolo, el psicoterapeuta le invita a visualizar los procesos psicosomáticos involucrados para intentar modificar la reacción física. Puede incitarle a imaginar cómo sus arterias se relajan y ganan elasticidad, permitiendo que la sangre circule por ellas sin presión.

Consejo práctico

En ciertos casos, el psicoterapeuta controlará la presión arterial del paciente para perfilar las imágenes y las sugestiones que utilice.

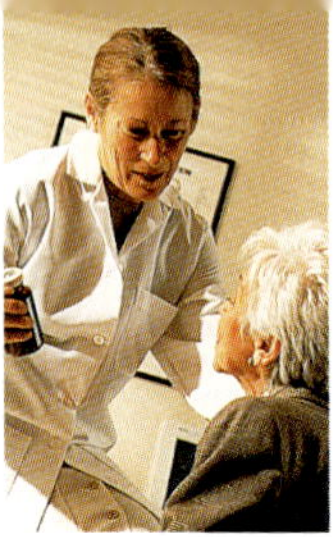

Ansiedad
En ocasiones, la sola presencia del médico dispara la tensión arterial del paciente.

CASO REAL: HIPERTENSIÓN

Joan, de 60 años, bordeaba el límite de la hipertensión desde hacía diez años. Su médico detectó que la tensión le había subido y añadió un medicamento tiazídico a los betabloqueantes que ya tomaba. La situación se vio agravada por su personalidad: Joan era una mujer muy dinámica que siempre había llevado su propio negocio. Ahora, pese a estar jubilada, seguía siempre activa y podía llegar a mostrarse impaciente y agresiva. A ello se sumaba el talante afable de su marido, a causa del cual muchos se aprovechaban de él. El doctor recomendó a Joan que probara la hipnosis para relajarse.

Los pies sobre la mesa
Tomarse tiempo para relajarse puede ayudar enormemente a reducir la tensión arterial.

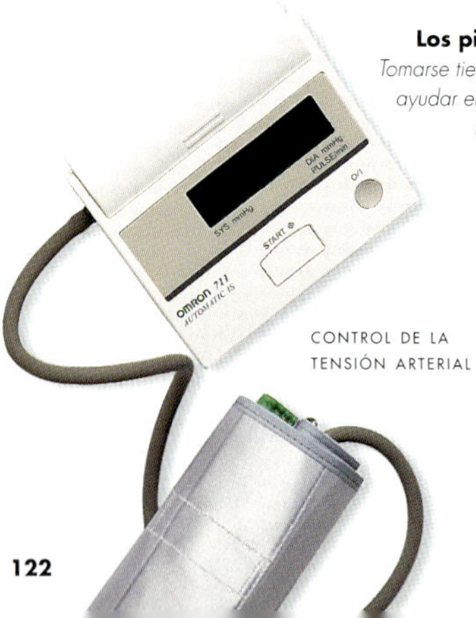

CONTROL DE LA TENSIÓN ARTERIAL

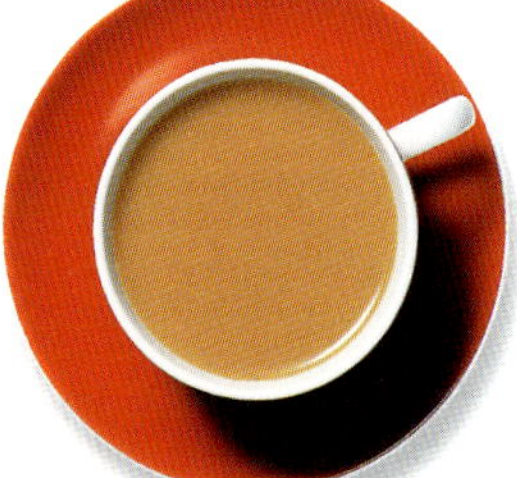

UN TÉ TRANQUILIZANTE

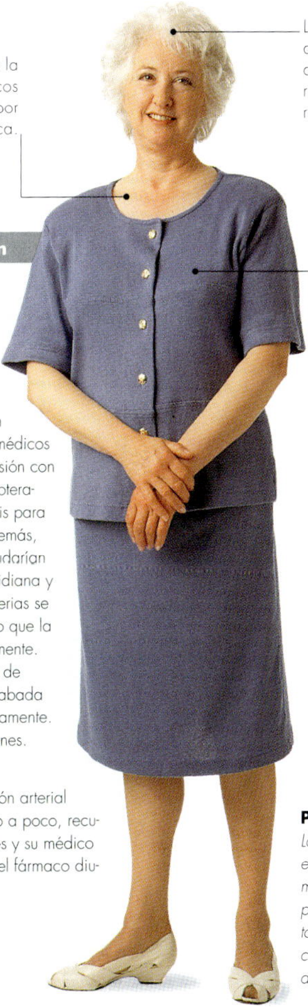
Joan redujo la ingesta de fármacos hipotensores por prescripción médica.
La sensación de agitación disminuyó y le resultó más fácil relajarse.
El riesgo de sufrir un infarto disminuyó.

Relajación

TRATAMIENTO

Aunque los efectos del estrés puntual en la tensión arterial están más que documentados, se desconoce si el estrés crónico puede ser el responsable de la hipertensión crónica. Pese a ello, muchos médicos recomiendan tratar la hipertensión con hipnosis. En este caso, el psicoterapeuta usó el estado de hipnosis para ayudar a Joan a relajarse. Además, empleó sugestiones que le ayudarían a tranquilizarse en su vida cotidiana y le hizo visualizar cómo sus arterias se iban destensando, permitiendo que la sangre corriera por ellas libremente. Joan se llevó a casa una cinta de autohipnosis especialmente grabada para ella y la practicó religiosamente. En total, acudió a cuatro sesiones.

RESULTADOS

Tras la primera sesión, la tensión arterial de Joan cayó en picado. Poco a poco, recuperó unos parámetros normales y su médico de cabecera decidió retirarle el fármaco diurético tiazídico.

Persistencia

La constancia de Joan en aplicar su programa de autohipnosis le permitió seguir disfrutando de los beneficios de las sesiones de hipnoterapia.

Eccema: anestesia relajante e invisible

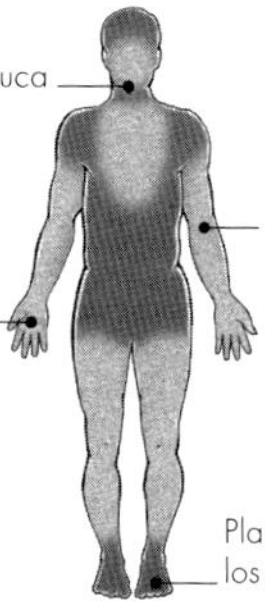

Puntos sensibles

El eccema surge a modo de ampollas, que se tornan supurantes, se encostran y pueden volver la piel áspera.

El eccema es una inflamación de la piel que, por lo general, causa picazón y suele ir acompañada de escamaciones y la aparición de ampollas. Los eccemas pueden ser «por contacto» o «alérgicos». El eccema por contacto lo provoca un irritante ambiental, como una sustancia química, mientras que el eccema alérgico responde a un sistema inmunitario hipersensible que reacciona a algo, por ejemplo, a los ácaros del polvo de una casa, que para la mayoría de las personas son inofensivos. El eccema seborreico, en el que manchas rojas recubren la cara y el cráneo, tiende a aparecer en las zonas en las que abundan las glándulas sebáceas y lo ocasiona la sobreproducción de aceites naturales de la piel.

Los efectos del estrés

Muchos afectados afirman que el estrés agrava el problema; sin embargo, se desconoce si es así o no, ya que resulta difícil determinar si el estrés es la causa o la consecuencia de sufrir un eccema. En cualquier caso, el momento de aparición del estrés es un tema meramente teórico, ya que, de hecho, lo importante es que el eccema existe y que la hipnosis y la relajación pueden ayudar a quienes lo padecen a dejar de rascarse y aliviar su ansiedad. En muchos casos, los afectados son niños y les resulta muy difícil contener las ganas de rascarse.

La hipnoterapia puede ser un excelente aliado en los casos de dermatitis atópica infantil.

Alivio del picor

Bajo hipnosis, es posible enviar sugestiones directas al paciente para reducir síntomas como el picor, la ansiedad y el insomnio. Por ejemplo, se le puede sugestionar para que deje de rascarse en cuanto se toque la piel con las uñas, incluso si está dormido. El alivio del picor es una parte esencial del tratamiento del eccema, ya que rompe el ciclo «picar y rascar».

Es posible entrenar al paciente para anestesiarse la zona y no sentir deseos de rascarse. Un método para ello consiste en hacerle visualizar cómo se le aplica agua fría para aliviar el picor y asociar dicha sensación con el tacto de la mano. Así, cuando el paciente coloca la mano sobre la zona irritada, siente el mismo alivio que experimentaría si se le aplicara agua fría.

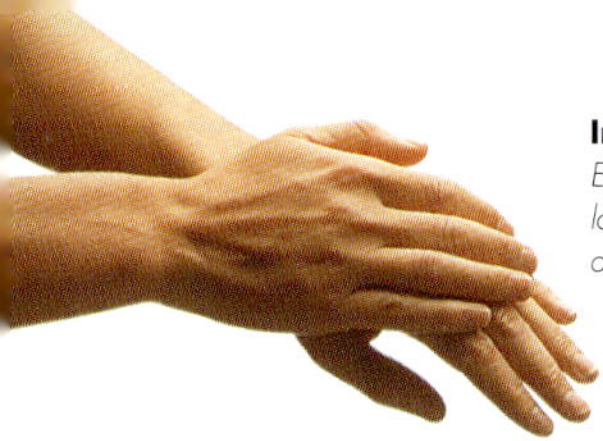

Irritación
El eccema en las manos suele deberse a la irritación causada por sustancias como detergentes. Empeora con el estrés.

CASO REAL: ECCEMA

Paul, de 26 años, empezó a sufrir de eccema durante la adolescencia. Descubrió que sus problemas de piel empeoraban durante la época de exámenes, cuando se hallaba bajo mayor presión. Ahora, ya de adulto, en su trabajo como agente inmobiliario notaba que la presión de rendir al máximo le estresaba. Le aparecieron placas descamadas en brazos y piernas y sentía un picor insoportable. Cuando se enfrentaba a una situación difícil, tomó el hábito de arrancarse la piel de las escamas, lo cual no hizo sino agravar el picor.

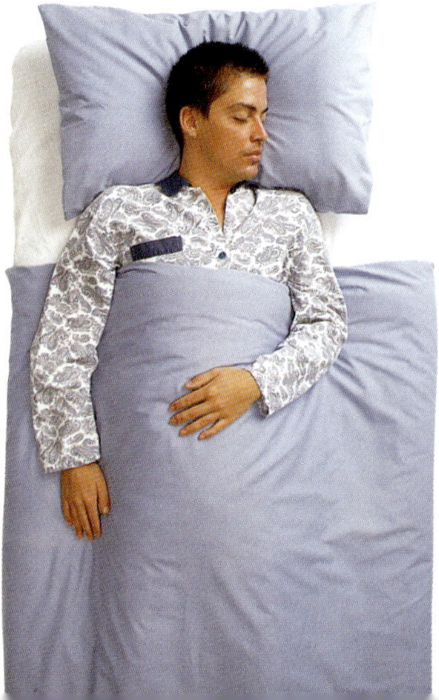

Con la guardia baja
Mientras estamos relajados, por ejemplo, al dormir, nos rascamos inconscientemente.

Cómo romper el ciclo

TRATAMIENTO

Paul acudió a cinco sesiones de hipnosis, en las que se le emitieron distintas sugestiones para reducir el picor. Se le dijo que notaría la piel agradablemente fría e hidratada. En la tercera sesión, el psicoterapeuta le dio una cinta de autohipnosis, y Paul practicó por las noches, antes de acostarse, ya que al dormir uno se rasca sin darse cuenta.

RESULTADOS

Paul respondió casi inmediatamente a las sugestiones y empezó a tomar las riendas de la situación. Tras varias semanas de tratamiento, las placas escamadas empezaron a remitir y dejaron de picarle. Al concluir las sesiones, su piel había recuperado el aspecto normal. La cinta de autohipnosis le infundió confianza para pensar que si volvían a aparecer los problemas de piel, podría controlarlos. Al solucionar sus trastornos cutáneos, apreció cómo su rendimiento en el trabajo mejoraba, ya que se sentía más relajado.

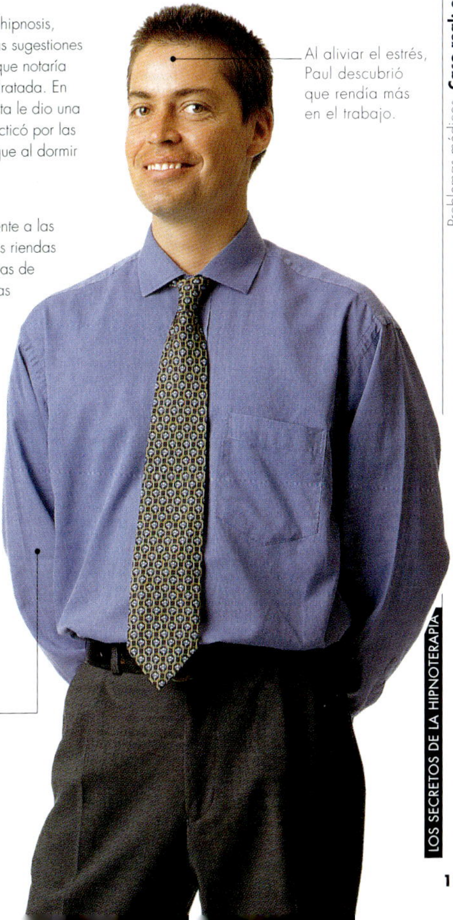

Al aliviar el estrés, Paul descubrió que rendía más en el trabajo.

La sugestión hipnótica enfrió las placas de piel inflamada y permitió curarlas.

Confianza en uno mismo

Al dejar de preocuparle el aspecto de su piel, Paul se mostró más extrovertido y descubrió que le resultaba más fácil tratar con sus clientes.

Asma: prevención a través de la visualización

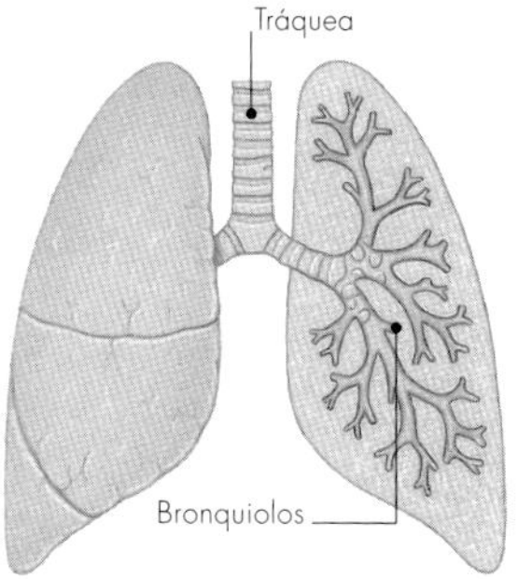

Los pulmones

El aire desciende por la tráquea para llegar a los bronquios, los bronquiolos y, por fin, a los alvéolos, donde tiene lugar el intercambio de gas y sangre.

El asma es una enfermedad en la cual las vías respiratorias se inflaman por diferentes motivos y obstaculizan el paso del oxígeno, reduciendo la cantidad de éste que llega a los pulmones y provocando tos y falta de aliento. Algunos causantes pueden ser el polen, el ejercicio o los ácaros del polvo. Afecta a un 7% de la población, lo cual la convierte en una de las enfermedades crónicas más comunes. Los estudios han demostrado que el número de niños afectados por asma se ha cuatriplicado en los últimos 20 años, pero por ahora se desconocen las causas.

Los efectos del estrés

Aunque el estrés no provoca asma, los factores psicológicos pueden agravarla. Las emociones fuertes como el enfado, la ansiedad o la alegría pueden desencadenar un ataque. Niños y adultos señalan que el asma empeora en situaciones estresantes, como por ejemplo, una discusión. Sufrir un ataque de asma grave es de por sí muy angustioso. Al producirse un ataque, a la hiperventilación se suma la ansiedad, lo cual agrava los problemas respiratorios y puede crear un círculo vicioso de síntomas cada vez peores.

Conviene recordar que la hipnosis es un tratamiento preventivo, inadecuado para tratar un ataque grave que deba solucionarse con medicación. La hipnosis ayuda a relajarse y a explorar las ansiedades subyacentes que influyen en el problema. La relajación reduce la incidencia y la severidad de los episodios asmáticos, y la autohipnosis alivia el asma al inicio de un ataque. En este sentido, la visualización de la expansión de las vías respiratorias puede ser de ayuda. Sin embargo, no debe usarse la hipnosis cuando un paciente asmático está a punto de sufrir un ataque, ya que sugerirle que respira normalmente en tal caso podría reducir y obstaculizar la actividad respiratoria.

Los estudios médicos han demostrado que la hipnosis atenúa la aparición de ataques de asma. Un estudio efectuado a lo largo de todo un año en 16 pacientes asmáticos a los que se enseñó a autohipnotizarse demostró que sus ingresos en el hospital se redujeron de 44 en el año anterior, antes de iniciar la terapia, a sólo 13 en el año posterior (Morrison, 1988).

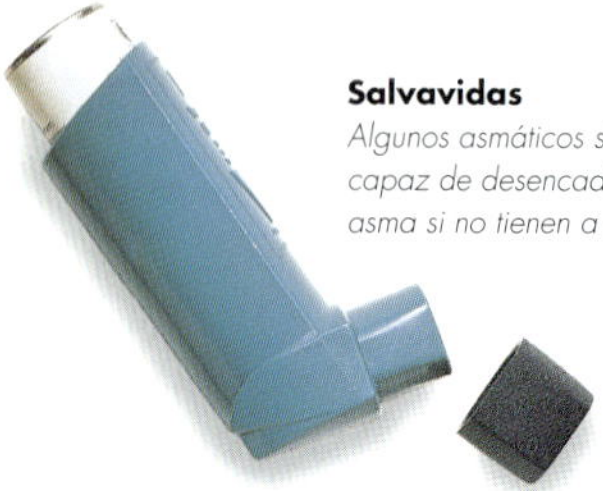

Salvavidas

Algunos asmáticos sienten una ansiedad capaz de desencadenar un ataque de asma si no tienen a mano el inhalador.

CASO REAL: ASMA

Laura, una enfermera de 30 años, quería empezar a controlar sus ataques de asma. Padecía los síntomas desde niña y había descubierto que siempre que se sentía cansada, estresada o triste, se desencadenaba un ataque. Acababa de divorciarse y empezaba a hacer frente al hecho de que tenía problemas en la vida, como su baja autoestima, que no iban a desaparecer por sí solos. Temía que nadie más volviera a fijarse en ella y el estrés lo único que hacía era agravar los síntomas. Había sufrido varios ataques en los que se había sentido absolutamente incapaz de respirar y había llegado a pensar en ir al hospital. Al asistir a un curso sobre hipnoterapia como parte de su trabajo pensó que quizá esta técnica podría ayudarle a controlar sus síntomas.

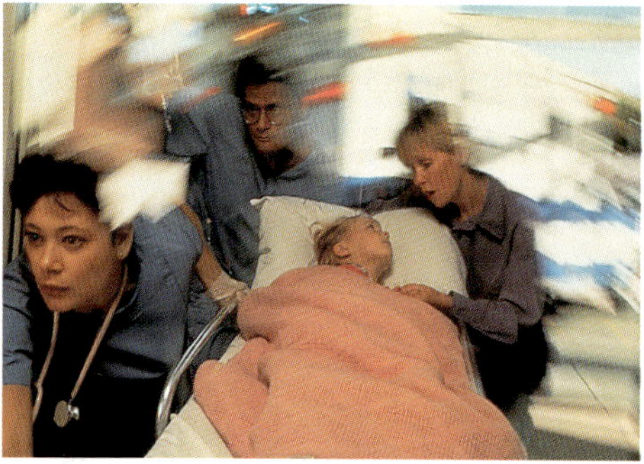

Sin aliento

Algunos asmáticos, como Laura, viven con el miedo de tener que ser hospitalizados si sufren un ataque grave.

Cómo tranquilizarse

TRATAMIENTO

Laura acudió a seis sesiones de hipnoterapia. Como parte del tratamiento, recibió sugestiones para respirar de manera tranquila y pausada. El objetivo era que asociara la acción de respirar con una sensación de tranquilidad. La terapia también incluía sugestiones relativas a estar bien consigo misma y a disfrutar de una autoestima alta.

RESULTADOS

A la segunda sesión, Laura ya empezaba a sentirse mejor. A medida que las sesiones avanzaban, notó que cada vez sufría menos ataques entre una y otra. Llegó un momento en el que el asma remitió casi por completo y el médico le autorizó a dejar de tomar medicación preventiva.

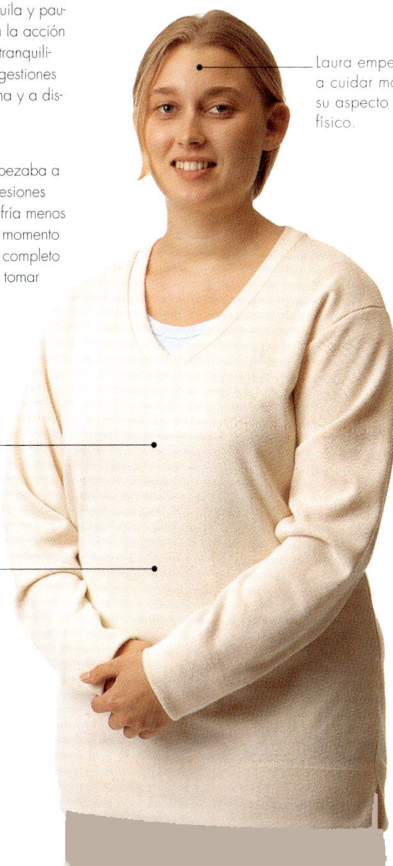

Laura empezó a cuidar más su aspecto físico.

La disminución de los síntomas le permitió acudir a un gimnasio y ponerse en forma.

Empezó a controlar sus hábitos alimenticios y, con ello, a perder peso.

Reacción en cadena

Al solucionar su problema, la autoestima de Laura subió y esto tuvo repercusiones positivas en otros aspectos de su vida.

Intestino irritable: romper el ciclo de ansiedad

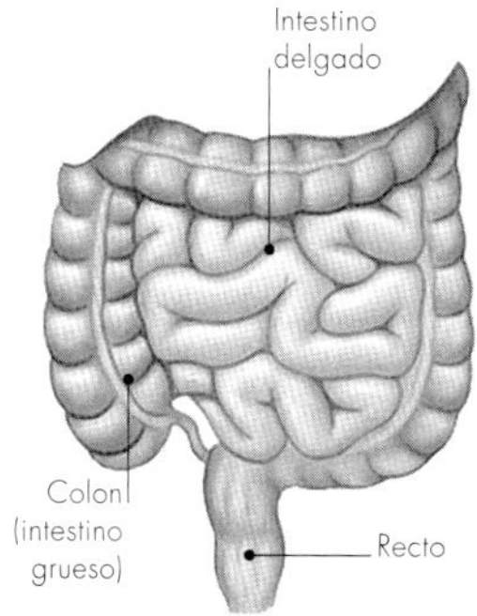

Los intestinos

Los intestinos componen un largo tubo dividido en dos partes principales: el intestino grueso y el intestino delgado.

Entre los síntomas del síndrome del intestino irritable (SII) se cuentan: dolor abdominal, retortijones, hinchazón y flatulencia, así como diarrea y estreñimiento, si bien estos síntomas varían mucho de una persona a otra. El SII es el trastorno más común; afecta a entre el 10 y el 20% de adultos, muchos de los cuales no buscan tratamiento. La causa de este trastorno, que afecta a tres mujeres por cada hombre, se desconoce. Los estudios sugieren que las personas ansiosas, compulsivas, serias, dependientes, sensibles, inseguras, deprimidas y con sentimiento de culpa son más propensas a sufrirlo.

El problema al analizar el papel que el estrés desempeña en el SII radica en que la enfermedad en sí misma provoca tensión. Los pacientes pueden quedar atrapados en un círculo en el que el estrés desencadena los síntomas del SII, y éstos a su vez agravan el estrés.

Relajación profunda

La relajación lograda con hipnosis ayuda a paliar los síntomas del SII. Se puede instruir al paciente a usar la visualización para controlar los músculos abdominales. El psicoterapeuta relaja al paciente, sugestionándole para que vea sus músculos intestinales laxos. Los pacientes que han logrado usar la visualización con éxito afirman sufrir menos dolor, hinchazón, retortijones, diarrea y estreñimiento.

Tres de cada cuatro personas registran una notable mejoría con sólo someterse a sugestión hipnótica directa; el resto puede necesitar psicoanálisis.

Testimonio médico

Existen dos estudios médicos bien documentados sobre los beneficios de la hipnosis para el SII. En uno de ellos, publicado en *Lancet* en 1989, se sometió a 33 enfermos de SII a cuatro sesiones de hipnoterapia de 40 minutos a lo largo de siete semanas y se les pidió que practicaran la autohipnosis dos veces al día en casa. Al final del tratamiento, 20 de los 33 habían mejorado (11 de ellos apenas presentaban síntomas).

Las molestias causadas por el estrés en el tubo gastrointestinal pueden contrarrestarse con hipnosis. Los estudios realizados demuestran también que la hipnosis contribuye a que no vuelvan a aparecer úlceras duodenales en los pacientes que las han sufrido en el pasado.

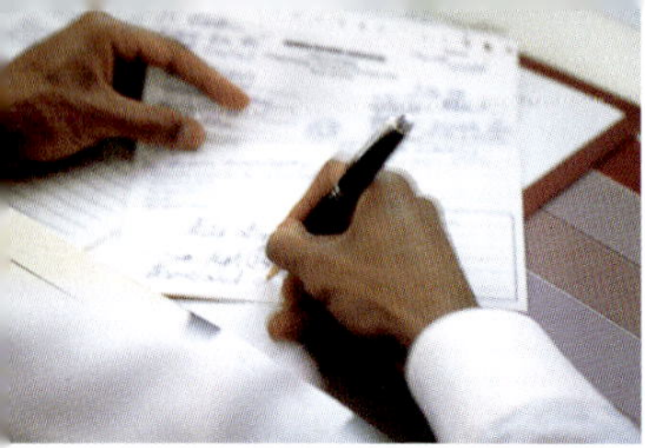

Estrés

Stewart notó que siempre que tenía una fecha de entrega en el trabajo, la ansiedad parecía afectarle al intestino.

CASO REAL: SII

Stewart, de 27 años, era un funcionario que padecía SII. El hecho de sufrir diarrea cada dos por tres le había llevado a planificar su vida en función de dónde estuviera el aseo más próximo. Llegó a estar tan obsesionado por el miedo a tener un ataque de diarrea que, en alguna ocasión, los propios nervios le provocaron retortijones de estómago. Al final incluso temía salir de casa o tomar el autobús para ir a trabajar. Su falta de vida social le hacía deprimirse cada vez más y establecer un mayor lazo de dependencia con sus ancianos padres, en cuya casa aún vivía. Su doctor de cabecera, quien en un principio no le detectó ninguna anomalía física, le recomendó que se sometiera a hipnosis.

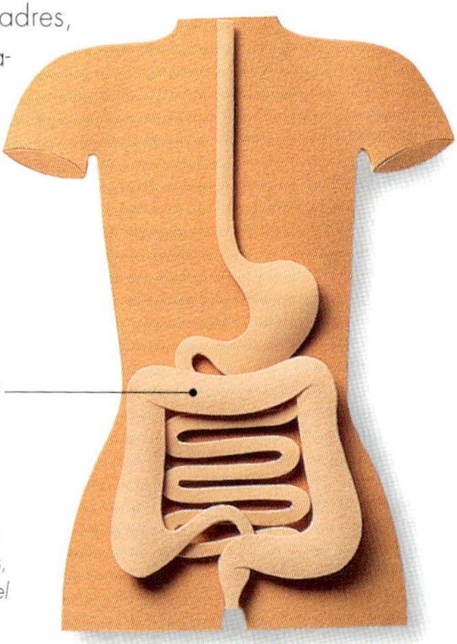

Debate

Algunos médicos opinan que el SII lo provoca la actividad hormonal de las paredes del intestino; otros, que guarda relación con el sistema nervioso central.

Cómo sobrellevar la ansiedad

TRATAMIENTO

La primera labor del psicoterapeuta al someter a Stewart a hipnosis consistió en conseguir que se relajara, que dejara de pensar en sus miedos y que no se obsesionara con los aseos. La segunda fue transmitirle sugestiones positivas para que su digestión fuera normal y agradable y su cuerpo realizara sus funciones naturales. Se le indicó a su subconsciente que sólo iría al lavabo cuando lo necesitara. Como parte del tratamiento, Stewart aceptó enfrentarse a sus problemas y empezar a salir de nuevo. Se le entregó una cinta con sugestiones para que practicara la autohipnosis en casa y se relajara.

RESULTADOS

A la tercera sesión, las sugestiones comenzaban a calar en el subconsciente de Stewart y a surtir efecto. Empezaba a salir de nuevo con sus amigos y a ir al trabajo sin preocuparse, lo cual le permitió conservar su puesto, que estuvo a punto de perder a causa de sus ausencias. A la quinta sesión, su intestino funcionaba con una normalidad relativa y por fin dejaba de dominar su vida.

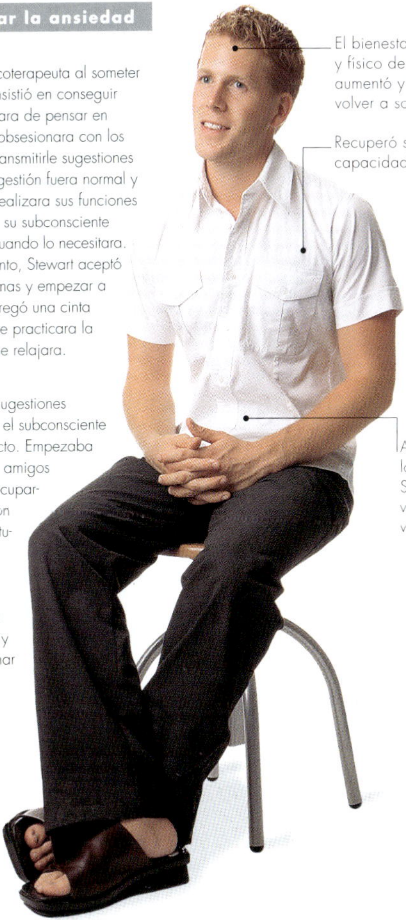
El bienestar mental y físico de Stewart aumentó y le permitió volver a sonreír.
Recuperó su capacidad laboral.
Al disminuir los síntomas, Stewart pudo volver a tener vida social.

Vida normal

La hipnosis rompió el ciclo de molestias de Stewart y le permitió recuperar la rutina de su vida cotidiana.

Dolor de cabeza y migraña: retrocontrol

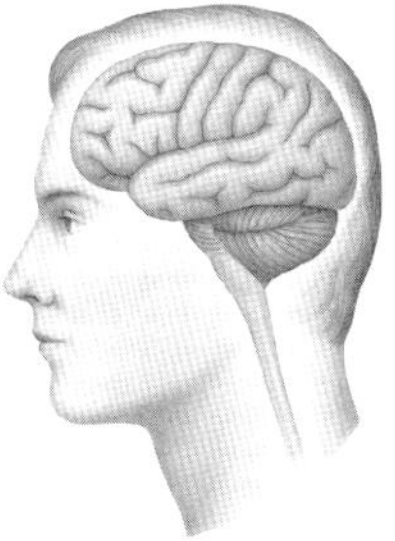

Tensión
Algunos dolores de cabeza se deben a la contracción de los músculos del cuero cabelludo.

Un 90% de la población sufre dolor de cabeza en algún momento de su vida. Los dolores de cabeza pueden tener diversos grados, que van desde un martilleo sordo en las sienes a un dolor de una intensidad espantosa. Por lo común se sabe cuál es la causa, como beber demasiado la noche previa. Sin embargo, hay cefaleas en las que ésta no es tan obvia. Los dolores de cabeza por tensión, que consisten en una sensación de rigidez, presión o contracción, surgen cuando los músculos del rostro, cuello y cuero cabelludo se tensan por estrés o malas posturas. La tensión puede hacer que los músculos se contraigan y presionen las arterias que riegan la cabeza.

Migrañas

Aunque las migrañas y los dolores de cabeza por tensión son bastante parecidos, si experimenta al menos dos de los síntomas que se mencionan a continuación, es probable que sufra migraña: perturbaciones visuales como puntos negros o fogonazos de luz; palpitaciones intensas, con frecuencia en un solo lado de la cabeza; náuseas o vómitos, diarrea, y mayor sensibilidad a la luz. Aproximadamente una de cada diez personas padece migraña.

Se cree que las migrañas se deben al estrechamiento y la dilatación de los vasos sanguíneos que riegan el cerebro. No obstante, hasta el momento la causa sigue siendo incierta.

Cómo reducir la presión

Es posible mitigar la migraña y el dolor de cabeza sugestionando al paciente para que se relaje y se sienta menos ansioso. Algunos psicoterapeutas utilizan como sugestión que la sangre excesiva de la cabeza se drenará.

La migraña puede tratarse con entrenamiento de *biofeedback* para producir un aumento de la temperatura de las manos y los brazos y suele aplicarse sin recurrir a la hipnoterapia formal. Esta técnica consiste en transmitir estímulos como pitidos electrónicos, luces intermitentes o punciones para ofrecer información sobre los cambios físicos que producen. El mismo enfoque puede aplicarse con la hipnosis, ya sea usando sugestiones directas o visualizaciones como la inmersión de las manos en agua caliente. De nuevo, se cree que esta técnica reduce la dilatación de los vasos sanguíneos cerebrales y la presión a la que están sometidos.

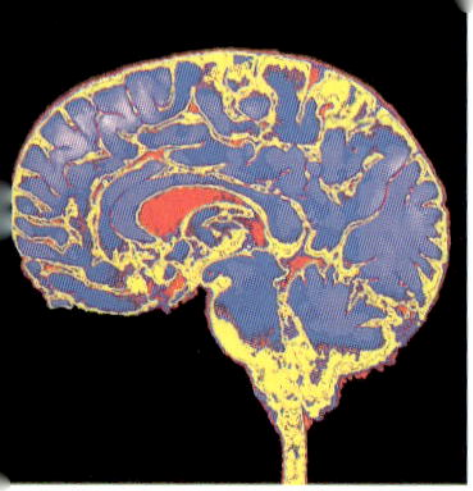

Causas

Se cree que las migrañas y los dolores de cabeza se deben a cambios en el flujo sanguíneo del cerebro.

CASO REAL: DOLOR DE CABEZA

Sally, de 40 años, era una gestora de servicios sociales que experimentaba fuertes dolores de cabeza por tensión. En principio, éstos se producían una o dos veces por semana, pero luego empezaron a aparecer al despertar. Conseguía aliviarlos con analgésicos hasta llegar al trabajo pero, hacia la hora de la comida, la cefalea reaparecía y convertía en una tortura el resto del día. Más que dolor, sentía presión alrededor de las órbitas oculares y tensión en la cabeza y el cuello. Sally estaba estresada en el trabajo por los ajustados plazos de entrega que le imponía un jefe desconsiderado.

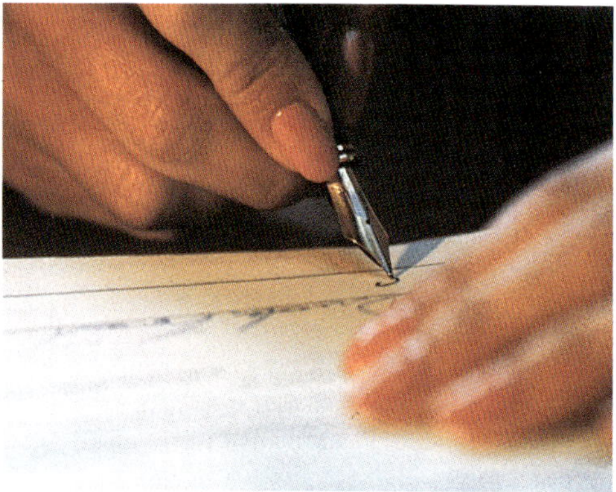

Causas

Si existe una depresión o ansiedad subyacente, como el estrés de Sally en el trabajo, los dolores de cabeza por tensión deben tratarse.

Autoayuda

Sally controló los dolores de cabeza que le provocaba el estrés con técnicas de autohipnosis que aliviaron el dolor.

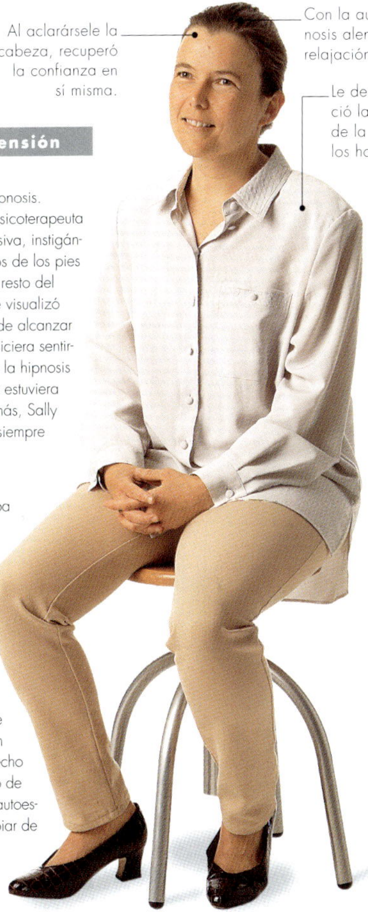

Al aclarársele la cabeza, recuperó la confianza en sí misma.
Con la autohipnosis alentó la relajación mental.
Le desapareció la tensión de la nuca y los hombros.

Cómo prevenir la tensión

TRATAMIENTO

Sally acudió a tres sesiones de hipnosis. Como parte de la inducción, el psicoterapeuta usó la relajación muscular progresiva, instigándole a relajar primero los músculos de los pies para luego ir ascendiendo por el resto del cuerpo. En una de las sesiones se visualizó tumbada en la playa con objeto de alcanzar un estado de ensoñación que la hiciera sentirse relajada mentalmente. Durante la hipnosis se le dieron sugestiones para que estuviera más tranquila en el trabajo. Además, Sally practicó la autohipnosis en casa siempre que se sentía tensa.

RESULTADOS

A la tercera sesión, Sally empezaba ya a dominar el arte de la autohipnosis hasta el punto de que podía detener la tensión que se le acumulaba en la cabeza y nuca y evitar un ataque de cefalea. En una sesión de seguimiento que tuvo lugar dos meses después demostró que era capaz de dominar sus nervios y evitar sentirse tensa. Los dolores de la cabeza se habían convertido en un mal recuerdo del pasado. El hecho de saberse capaz de dominar uno de sus problemas le había subido la autoestima y se estaba planteando cambiar de trabajo para librarse de su jefe.

Problemas de espalda: cómo aliviar el dolor

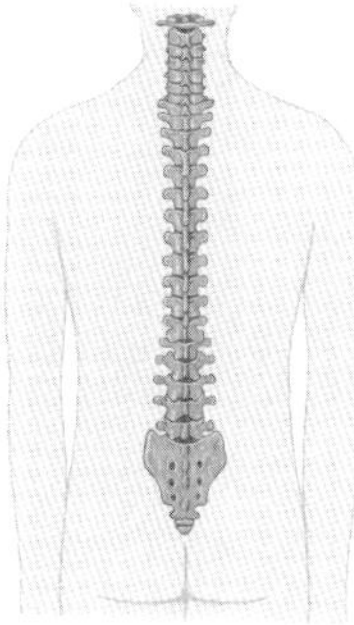

Equilibrio delicado

Cualquier molestia de los músculos de la espalda provoca problemas en la columna y desajustes nerviosos.

La mayoría de nosotros sufrimos dolor de espalda en algún momento de la vida. Además, es uno de los principales motivos de absentismo laboral. Pero el dolor de espalda no es una enfermedad, sino un síntoma. Cuando aparece es señal de que algo va mal en otro sitio, aunque no siempre es fácil descifrar de qué se trata. Por ejemplo, se calcula que, en Inglaterra y Gales, se producen cien millones de ausencias laborales al año por dolor de espalda.

Los problemas de espalda pueden deberse a múltiples causas, que incluyen desde una mala postura o un mal gesto al levantar peso hasta lesiones en la columna. Las personas más propensas a sufrir dolor de espalda son aquéllas cuyos trabajos consisten en levantar o transportar peso, o en pasar largas horas sentadas en una misma posición. El estrés, la depresión y los problemas de pareja pueden agravar el dolor.

Hay personas a quienes el estrés o la tensión que experimentan en su vida les afectan directamente en la espalda. Se les contraen ciertos músculos y, dado que los músculos suelen trabajar por pares, la interacción del conjunto del sistema muscular se ve afectada. Cuando el estrés y la tensión repercuten en los nervios que parten de la médula espinal, el dolor y las molestias se extienden por una superficie mayor.

El dolor crea un círculo vicioso: al percibir dolor, los músculos se tensan y, con ello, agravan el dolor.

Relajación progresiva

Es posible utilizar la hipnoterapia para trabajar ciertos músculos emitiendo sugestiones relajantes. Los pacientes pueden realizar ejercicios progresivos para relajar los músculos de la espalda. Con ello, lograrán controlar el estrés que provoca el dolor. Si el dolor se torna crónico, puede recurrirse a métodos como la hipnoanestesia (*véanse* págs. 148–149). Muchas personas afirman que para tratar los problemas de espalda lo mejor es combinar la hipnosis con visitas a un quiropráctico, osteópata o fisioterapeuta.

Consejos prácticos

La postura que adoptamos al estar de pie o sentados puede afectar sobremanera al dolor de espalda. Vigilar la postura reduce el estrés que debe soportar la columna.

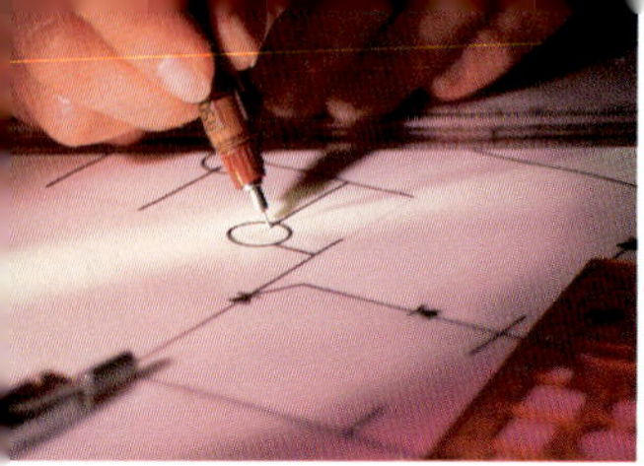

Siéntese recto
Los trabajos sedentarios que obligan a pasar largas horas reclinado sobre un escritorio provocan dolor de espalda.

CASO REAL: DOLOR DE ESPALDA

Malcolm, de 35 años, trabajaba de delineante en un estudio de arquitectos muy ajetreado. Su trabajo sedentario implicaba pasar largas horas sentado ante una mesa de dibujo y, siempre que había una fecha de entrega urgente, la tensión parecía acumulársele en la región baja de la espalda, desde donde irradiaba el dolor. Probó varios tipos de sillas, que le proporcionaron un alivio provisional, pero, a largo plazo, la tensión seguía acumulándose.

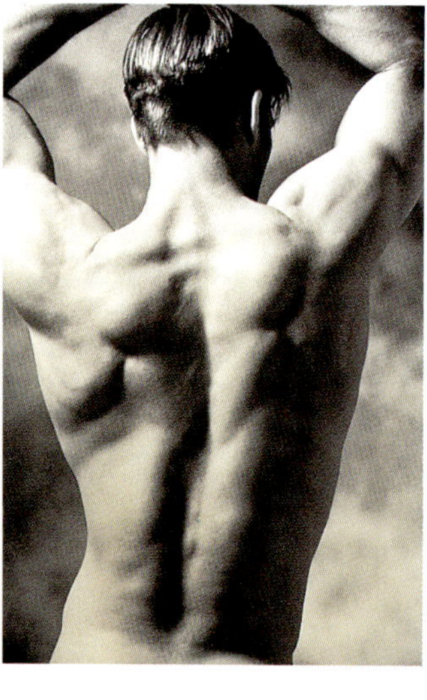

Maravilla
La espalda aguanta el cuerpo, se dobla y gira en todas las direcciones, y protege los nervios que la recorren. Con tantas funciones, no es raro que a veces dé problemas.

Cómo evitar el dolor

Tratamiento

El psicoterapeuta hipnotizó a Malcolm para relajarlo física y mentalmente. La idea era enseñarle a identificar las señales que emitían los músculos de la espalda antes de sufrir un espasmo, de tal modo que pudiera hacer ejercicios respiratorios y practicar la autohipnosis para evitar un posible ataque.

Resultados

Transcurridas tres sesiones, Malcolm se sintió capaz de evitar los espasmos de la espalda. Visitó a un osteópata para que le realineara la columna. Gracias a la hipnosis, además, se sintió relajado para afrontar otros asuntos de su vida.

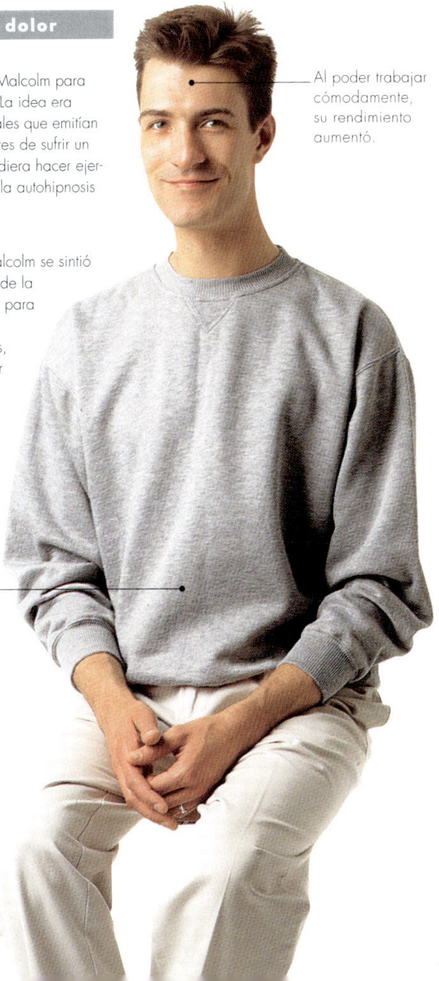

Al poder trabajar cómodamente, su rendimiento aumentó.

Dejó de sentirse tenso e irascible, gracias a lo cual sus relaciones familiares mejoraron.

Beneficios extra

Malcom descubrió que el alivio del dolor de espalda repercutía positivamente en otros aspectos de su vida.

Alivio del dolor: cómo alterar la percepción

La hipnosis suele ser más eficaz para aliviar el dolor que medicamentos como la codeína y la morfina. La ventaja es que es mucho más segura, porque no tiene efectos secundarios que alteren la capacidad de emitir juicios y operar con maquinaria, y no es adictiva.

La teoría del control de la compuerta que Melzack y Wall presentaron en 1965 permite explicar por qué la hipnosis mitiga el dolor. Esta teoría, planteada tras comprobar que no existía una relación clara entre los impulsos dolorosos y la experiencia subjetiva del dolor, postula que la entrada de los receptores del dolor atraviesa un mecanismo de compuerta en la médula espinal. La compuerta se abre o cierra en función de la distribución de la actividad en las fibras nerviosas ascendentes y descendentes.

El cerebro responde al dolor segregando unas sustancias químicas llamadas endorfinas que reducen o inhiben la sensación de dolor. La compuerta

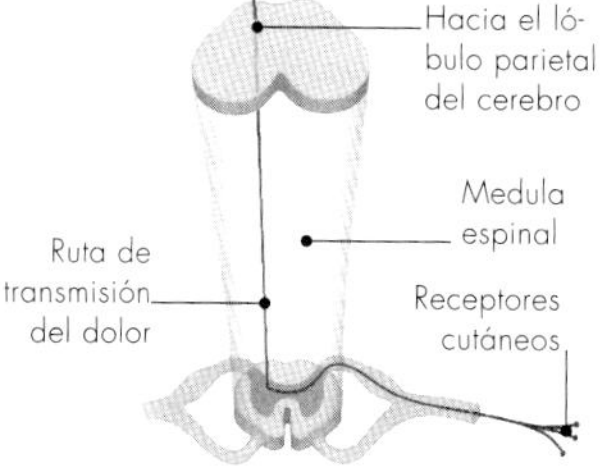

Transmisión del dolor

La percepción del dolor se origina en las terminaciones nerviosas, que transmiten impulsos eléctricos al cerebro.

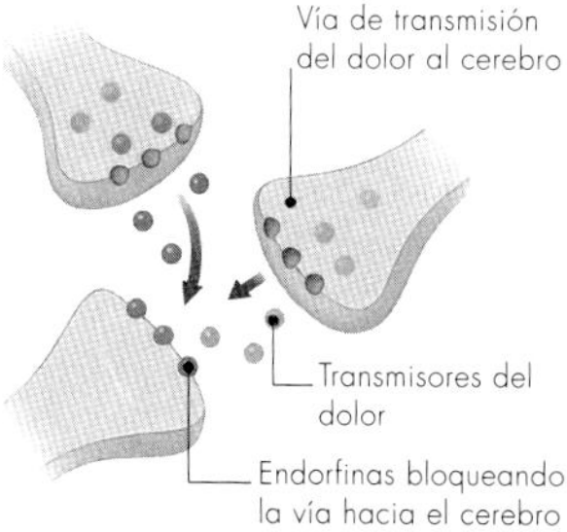

Prevención

Este dibujo muestra como, de camino al cerebro, las endorfinas bloquean la entrada de más mensajes dolorosos.

puede abrirse ante la respuesta periférica a un impulso doloroso o en casos de mayor actividad cerebral, como la cognición o los sentimientos. El estado mental puede alterar la intensidad del dolor percibido, abriendo camino a la intervención psicológica.

Los mensajes nerviosos

La hipnosis puede incentivar la liberación de endorfinas, los analgésicos corporales, aunque no se sabe con exactitud cómo lo hace. Cuando una persona con un dolor crónico se deprime, la compuerta de su estación repetidora se abre más de lo normal, permitiendo el paso a más mensajes dolorosos. Dado que con la hipnosis se puede erradicar por completo el dolor, o distraer al paciente para que no lo perciba, es conveniente que un médico o un psicólogo, según el caso, evalúe el trastorno previamente: eliminar el dolor causado por una anomalía grave puede impedir tratarla debidamente.

CONTROL DEL DOLOR

Son muchas las técnicas y estrategias que los psicoterapeutas aplican para atemperar el dolor mediante la hipnosis. Enseñar al paciente a autohipnotizarse puede transformar su percepción del dolor, al dejar éste de considerarse una víctima y sentir que se hace con el control de la situación. He aquí las técnicas más usadas.

Desplazamiento
Si es posible sugestionar al paciente para que el dolor se desplace de una parte del cuerpo a otra, también lo es alterar otras dimensiones, como la intensidad del dolor. Es bien sabido que el dolor en las extremidades asusta menos que el dolor en el abdomen.

Anestesia de guante
Consiste en sugerir que la mano está dormida y, a continuación, transferir la sensación a cualquier parte del cuerpo que se toque con ella.

Desdoblamiento
Consiste en sugerir al sujeto que imagine que el dolor se va a otro lugar, dejando el cuerpo físico tras de sí. Conseguir que el paciente tenga una experiencia agradable o interesante suele resultar de ayuda.

Sustitución
Alentar al paciente a sustituir una sensación, como la calidez, por el dolor le permitirá reinterpretar una sensación desagradable.

Disminución directa
Consiste en sugerir que el dolor desaparecerá paulatinamente, usando metáforas como «bajar el volumen».

Puede reducir el dolor recreando la sensación de felicidad y bienestar.

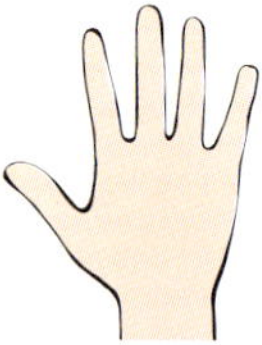

Transferencia
La mano dormida transmite la sensación a la zona dolorida.

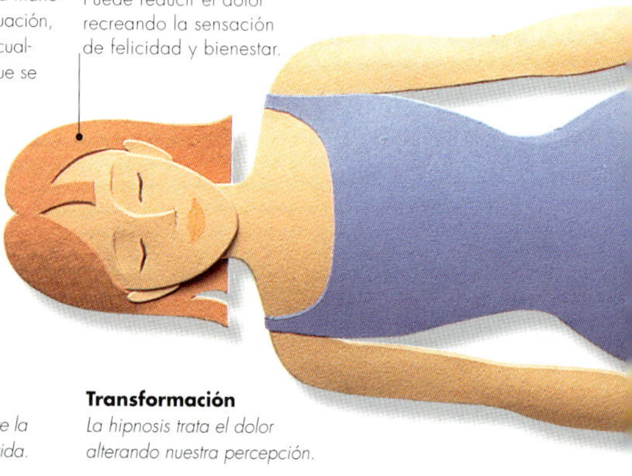

Transformación
La hipnosis trata el dolor alterando nuestra percepción.

Metáfora neurofisiológica
Se solicita al paciente que imagine que tiene un panel de control en el cerebro en el cual puede reducir los mensajes de impulsos dolorosos emitidos.

«Forma visible»
Consiste en otorgarle al dolor una forma imaginaria para que deje de parecer incontrolable e inasequible.

Distorsión temporal
Consiste en sugestionar al paciente para que, cuando sienta dolor, el tiempo le pase más rápidamente que cuando se encuentra bien, de manera que le parezca que las épocas agradables duran más que las dolorosas.

Progresión y regresión de edad
Consiste en hacer regresar al paciente a una época en la que no sentía dolor o bien en hacerle prever un punto del futuro en el que se sentirá bien.

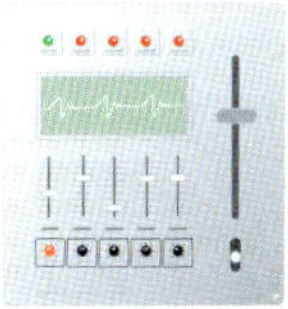

Baje el volumen
Intente imaginar que baja el volumen de su dolor.

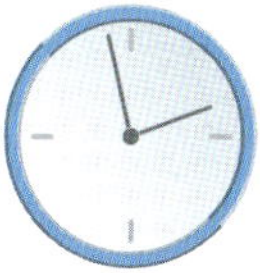

A toda prisa
Imagine que el tiempo pasa volando cuando siente dolor.

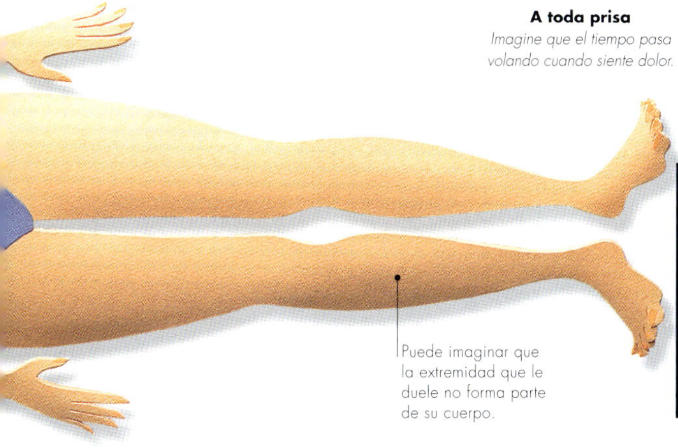

Anestesia hipnótica: cirugía sin dolor

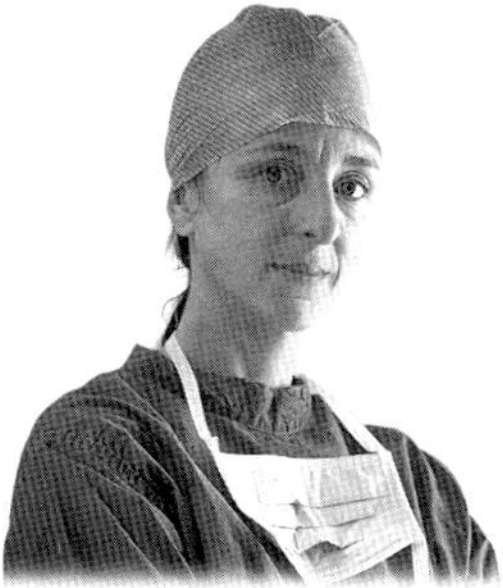

Escepticismo
Una de las cosas más difíciles es convencer a un cirujano para que permita usar la hipnosis en el quirófano.

Quizá el ejemplo más extremo de control del dolor mediante hipnosis sea el uso de ésta en operaciones quirúrgicas como sustituto de la anestesia. La hipnosis puede permitir a las personas alérgicas a la anestesia o en estado muy delicado someterse a cirugía sin dolor. El empleo de la hipnosis en cirugía se remonta a tiempos anteriores a la anestesia. El primer caso documentado corresponde a una mastectomía que practicó en 1829 Jules Cloquet en Francia. El doctor James Esdaile, un cirujano escocés que trabajaba en la India, empleó el mesmerismo en cientos de intervenciones. Más tarde, la hipnoanestesia se usó para operaciones a corazón abierto, ya que se consideraba que la anestesia general entrañaba demasiados riesgos para pacientes en estado crítico.

Tiempos modernos

Hoy son muy pocos los hipnoterapeutas que ofrecen este servicio. Algunos psicoterapeutas sostienen que sólo el 10% de la población es realmente capaz de entrar en el estado profundo de hipnosis que se requiere para practicar la cirugía. Muy distinta es, no obstante, la postura de John Butler, quien comenta que «si una persona sufre y la hipnosis es el único recurso para someterse a cirugía, se sentirá más que motivada para intentar que funcione».

Preparación prequirúrgica

Una de las claves para lograr una analgesia eficaz es realizar suficientes sesiones de entrenamiento. Durante éstas, se enseñan al paciente diversas técnicas para suprimir el dolor, como la anestesia de guante (*véase* pág. 146). En primer lugar, se aprende a controlar el dolor de zonas pequeñas del cuerpo y, una vez dominada esta técnica, se pasa a zonas más amplias. Los psicoterapeutas corroboran que el paciente está listo para someterse a cirugía aplicando estímulos dolorosos (por ejemplo, pincharle con una aguja) y observando su reacción. Las ventajas de usar la hipnosis en cirugía son que mitiga la ansiedad y el miedo a la operación por parte del paciente, que carece de efectos secundarios y que reduce las náuseas, el malestar y el dolor posoperatorios. Los inconvenientes son que es una técnica que lleva tiempo aprender y que es posible que no se permita la presencia del psicoterapeuta en el quirófano.

CASO REAL: CIRUGÍA

John, un albañil de 29 años, debía ser intervenido de una hernia epigástrica que le sobresalía de la pared abdominal. De adolescente le habían sometido a anestesia general para extraerle una muela del juicio y se sintió como si le «hubiera atropellado un camión». En las semanas posteriores experimentó náuseas y aletargamiento y era incapaz de dormir o comer con normalidad. No quería volver a pasar por la misma experiencia.

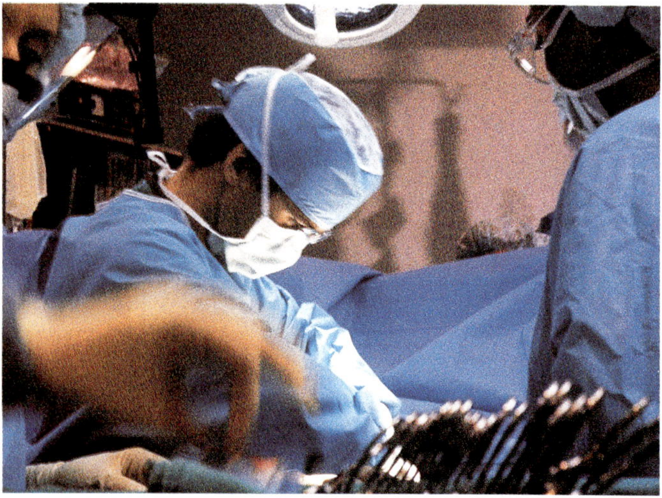

Entorno inquietante

A algunos pacientes los hospitales les infunden miedo, por lo que hay que tranquilizarlos durante la intervención.

Se controlaron el ritmo cardíaco y la tensión, que se mantuvieron constantes.

El poder de la sugestión

TRATAMIENTO

Mientras se hallaba bajo hipnosis, John recibía la sugestión de que no sentiría dolor ni molestias en la parte del cuerpo que le intervinieran los cirujanos. El psicoterapeuta utilizó además la anestesia de guante para eliminar cualquier sensación de dolor. Al concluir la quinta sesión, el especialista estaba convencido de que John no recibía sensación de dolor al clavarle agujas en el abdomen y que, por lo tanto, estaba listo para someterse a la operación.

RESULTADOS

Tras inducir en John un estado de relajación, y utilizando la anestesia de guante para eliminar cualquier sensación de la región abdominal, el psicoterapeuta continuó emitiendo sugestiones para tranquilizarle.

No hubo complicaciones y John no se quejó de ninguna molestia. Al final de la operación era perfectamente capaz de moverse solo y no pidió ningún analgésico. A finales de la semana ya volvía a practicar deporte.

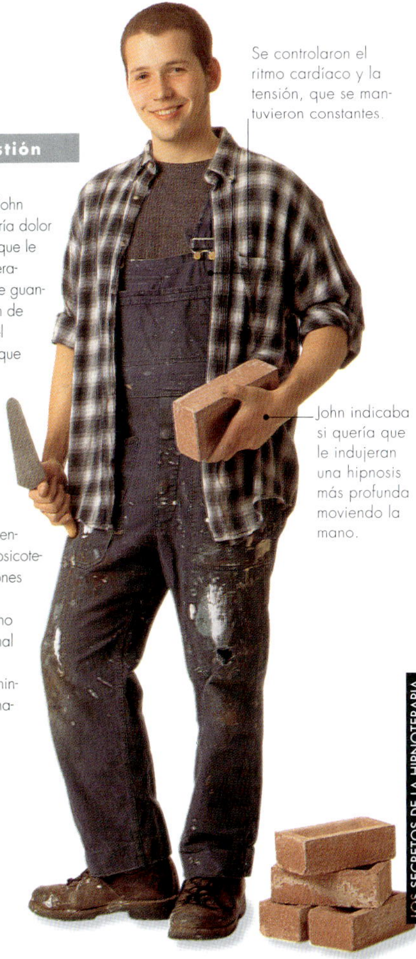

John indicaba si quería que le indujeran una hipnosis más profunda moviendo la mano.

Precaución

Se aconsejó a John que no hablara durante la operación ya que, de hacerlo, corría el riesgo de activar la mente consciente y analítica.

Parto: cómo sobrellevar los dolores

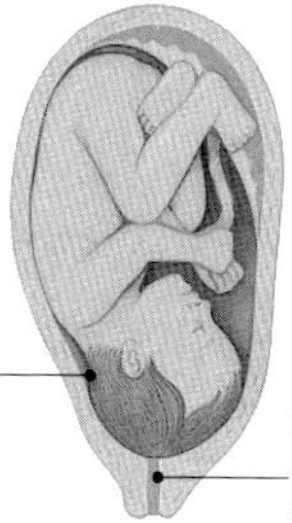

Beneficiosa

La hipnosis contribuye a reducir la hipertensión y puede impedir un parto prematuro o usarse para girar a un bebé que viene de nalgas.

Si tiene pensado someterse a hipnosis para dar a luz, lo mejor es que se conceda mucho tiempo: empiece a acudir al psicoterapeuta durante el quinto mes de embarazo. Dado lo imprevisible del parto,muchas mujeres aprenden autohipnosis, para no tener que depender de la presencia del psicoterapeuta cuando llegue la hora.

Parto en trance

Durante las sesiones hipnóticas previas al parto, algunos psicoterapeutas vincularán las contracciones con un trance profundo. De este modo, cuando la paciente empiece a sufrirlas, entrará en trance hipnótico, y el grado de profundidad irá en aumento a medida que las contracciones sean más seguidas.

Durante la primera fase del parto, la hipnosis puede aplicarse para relajar los músculos, ya que la tensión muscular exacerba el dolor. En gran parte, los dolores del parto se deben a la expectativa de saber que se trata de una experiencia muy dolorosa. Se crea así un círculo vicioso en el que el miedo produce tensión y dolor y, éstos, a su vez, más miedo, estrés y dolor. La hipnosis puede ayudar a romper este círculo, eliminando la tensión y el dolor.

En la primera fase del parto, la paciente puede visualizar cómo su cuello del útero se abre como una flor.

Durante la segunda fase, con la hipnosis se logra que los músculos del útero ejerzan la mayor fuerza para expulsar al bebé. Algunas mujeres imaginan que sus contracciones se vuelven fuertes y constantes, como si fueran potentes olas a punto de romper en la orilla del mar. Es posible crear distorsiones temporales para que la madre piense que el parto ha sido rápido. Tras el alumbramiento, la autohipnosis ayuda a estimular la leche materna y alivia el dolor que la mayoría de las mujeres experimenta al empezar a dar de mamar.

Es imprescindible que toda mujer que utilice técnicas de autohipnosis se lo haga saber a su comadrona. De lo contrario, se corre el peligro de que la comadrona crea que se halla en una fase del parto previa a la real, ya que los dolores son menos intensos de lo habitual. Exija que le practiquen exámenes vaginales regulares para comprobar la dilatación de la cerviz.

CASO REAL: PARTO

Jill, una secretaria de 26 años, estaba embarazada de su primer hijo. Siendo una persona que se preocupaba por todo, siempre le había dado miedo que el dolor del parto le impidiera disfrutar del momento en el que diera a luz a su hijo. Además, le preocupaba tener un umbral del dolor bajo, pero, al mismo tiempo, no quería ingerir analgésicos, por los efectos secundarios que éstos podían tener en el bebé. Pensó que la hipnosis sonaba mucho más efectiva que la respiración profunda y que no le iría mal aprender. Quería dar de mamar a su hijo, pero sus amigas le habían dicho que la experiencia podía ser terriblemente dolorosa los primeros días, hasta que el bebé perfeccionaba la técnica. También le preocupaba que la falta de sueño le resultara demasiado dura y pensó que aprender hipnosis le ayudaría a sobrellevar mejor las complicadas primeras semanas de la maternidad.

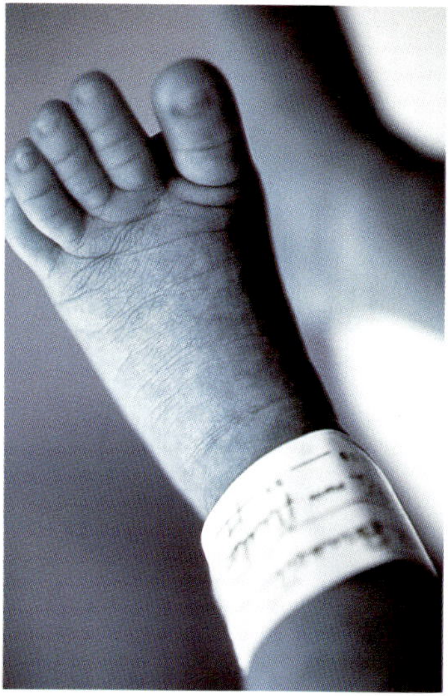

Horas felices

La sensación de relajación inducida por la hipnosis permite a la madre disfrutar de las primeras horas de maternidad.

Bajo control

TRATAMIENTO

Jill visitó por primera vez a un hipnoterapeuta durante el sexto mes de embarazo. Éste la ayudó a relajarse y le dio sugestiones posthipnóticas para sustituir sus temores por pensamientos positivos y confiados, y para alentarla a relajarse con cada contracción, para fluir con ellas, en lugar de resistirse a tenerlas.

Aprendió la técnica de la anestesia de guante para controlar el dolor. El psicoterapeuta, que no iba a estar presente durante el parto, le preparó cintas de autohipnosis que Jill debía usar durante las dos primeras fases del parto.

RESULTADOS

Durante la primera etapa del parto, la cinta sugestionó a Jill para que se sintiera fuerte y resistiera. En la fase posterior, las sugestiones de una segunda cinta la convencieron de que su cuerpo sabía lo que hacía y de que debía dejarse llevar. La primera fase sólo duró seis horas, lo cual es poco tiempo para un primer parto. Jill estaba encantada de no haberse puesto la epidural y de haber necesitado sólo un poco de oxígeno.

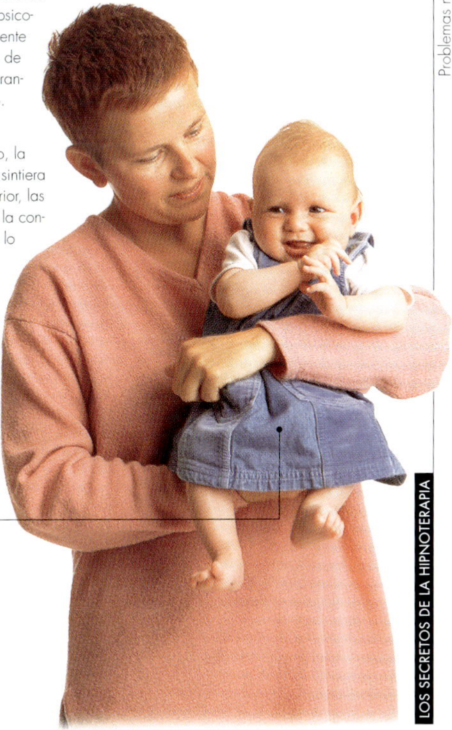

Se cree que los niños que nacen con hipnosis son más despiertos que otros bebés.

Tranquilizarse

La autohipnosis ayuda a sobrellevar el estrés y la falta de sueño de los primeros días de la maternidad.

Odontología: cómo abordar las fobias

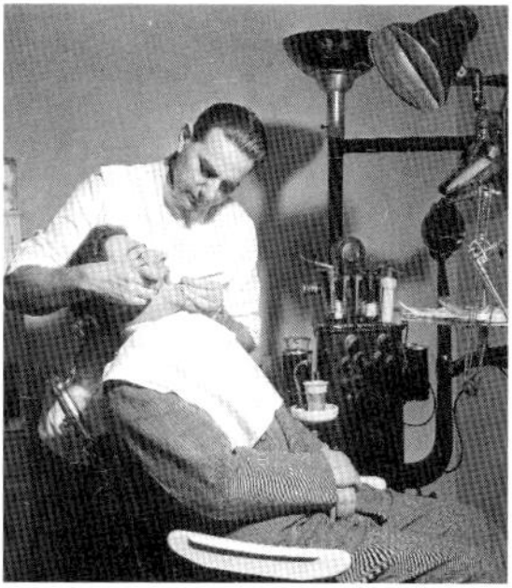

Vaya sobre seguro
Antes de permitir que su dentista le someta a hipnosis, corrobore que pertenece a un organismo profesional que regule las técnicas que utiliza.

A nadie le gusta ir al dentista, pero para algunas personas es una de las peores experiencias y pueden llegar a tenerle fobia. El miedo puede impedirles incluso realizarse las revisiones periódicas y, con ello, su salud dental puede deteriorarse.

En odontología, la hipnosis se aplica por sus efectos tranquilizantes, para calmar al paciente antes de intervenirle, o como sustituto de la anestesia. Puede realizarla el propio dentista mientras el paciente está en la silla o bien un hipnoterapeuta antes de iniciar la visita.

Alterar la percepción del dolor

En odontología, la hipnosis se usa para enseñar a los pacientes a enfrentarse a la situación lo mejor posible en la medida de sus posibilidades. El dolor no responde sólo al daño físico, sino al dolor anticipado por la ansiedad y el miedo. El punto de partida de la terapia radica en reducir el miedo y la tensión, relajando al paciente y rompiendo el ciclo miedo–tensión–dolor–miedo. Es posible usar sugestiones posthipnóticas para que el paciente se relaje tan pronto se siente en la silla del dentista. Otras técnicas consisten en sugestionar al paciente para que cada diez minutos que pase sentado en la silla del dentista le parezcan sólo uno. Además, es posible usar sugestiones hipnóticas para reducir la hemorragia. Los dentistas pueden sugestionar a sus pacientes para que se limpien los dientes con hilo dental y alentarlos a volver a la próxima visita acordada.

Testimonio médico

En un estudio, dentistas suecos dividieron a 70 individuos a los que debía extraérseles una muela del juicio en dos grupos. A los integrantes del primero se los envió a casa y se los citó el día de la operación, mientras que a los del segundo se les entregaron cintas con sugestiones hipnóticas para relajarse y aliviar el dolor. Tras la cirugía, se interrogó a los pacientes sobre la operación y la recuperación. Los investigadores descubrieron que los pacientes del grupo que había oído las cintas habían experimentado menos ansiedad antes de la operación, habían perdido menos sangre durante ésta, habían necesitado menos analgésicos y habían presentado menos infecciones tras la intervención.

CASO REAL: ODONTOLOGÍA

Tom, un farmacéutico de 24 años, tenía fobia al dentista a causa de una mala experiencia de la infancia, en la que el odontólogo había empezado a intervenirle antes de que la anestesia le hiciera efecto. Con el paso de los años, el miedo de Tom hacia el dentista había crecido hasta alcanzar unas dimensiones desproporcionadas. No se había hecho una revisión desde hacía más de dos años y debían practicarle dos extracciones y tres empastes. Pero la sola idea de llamar para pedir cita le provocaba un ataque de ansiedad.

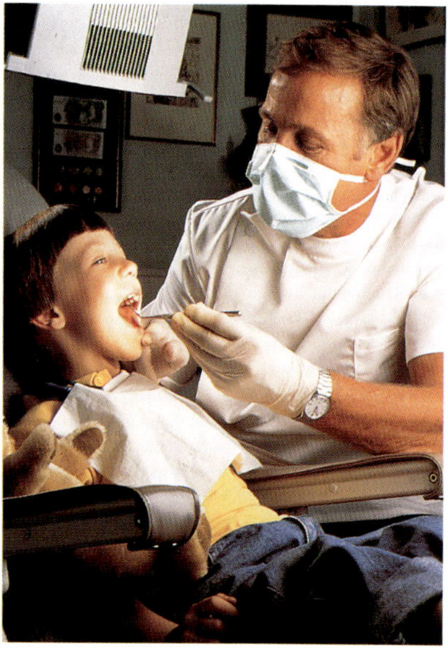

Tranquilizar
Hacer que los niños se sientan cómodos al visitar al dentista puede evitar fobias futuras.

Cómo superar una fobia

TRATAMIENTO

El objetivo del hipnoterapeuta era infundir una actitud más realista y positiva hacia el dentista. Para ello, le transmitió sugestiones para que se sintiera relajado y cómodo en la consulta y para que confiara en que estaba en buenas manos.

RESULTADOS

Tras la segunda sesión de hipnosis, Tom consideró que estaba preparado para concertar la visita. Tras otras dos sesiones diseñadas para infundirle confianza acudió a la cita. Descubrió que había superado sus pensamientos negativos y que podía tolerar que le intervinieran. Al concluir el tratamiento, Tom se dio cuenta de que había perdido el miedo a ir al dentista, pese a que no fuera la experiencia más agradable del mundo...

Disociación

En el caso de Tom, la hipnosis rompió la asociación del dentista con una experiencia desagradable de la infancia.

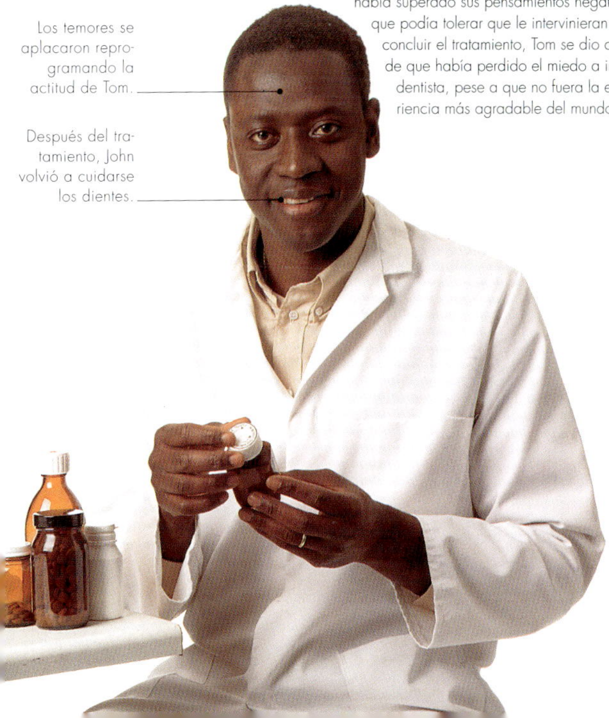

Los temores se aplacaron reprogramando la actitud de Tom.

Después del tratamiento, John volvió a cuidarse los dientes.

Cáncer: apoyo durante el tratamiento

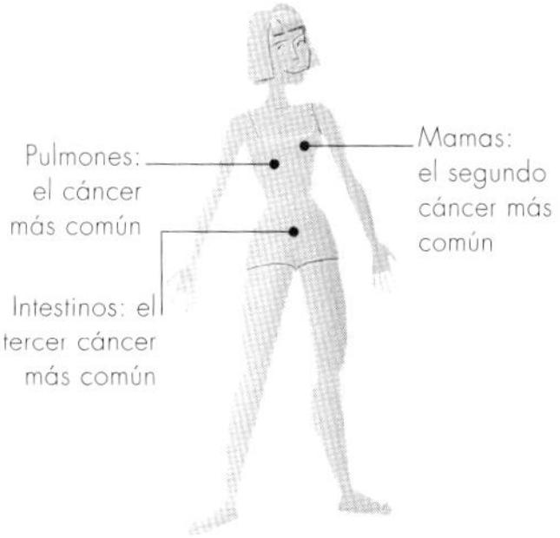

Zonas de riesgo
Estos son los puntos donde es más probable que aparezcan tumores cancerígenos.

El cáncer lo produce la proliferación descontrolada de las células corporales. Afectará a un tercio de las personas en algún punto de su vida, ya que la población envejece y la incidencia aumenta en personas mayores.

Los usos de la hipnosis para ayudar a los enfermos de cáncer a atravesar las distintas fases de la enfermedad son múltiples. La hipnosis calma el estrés, reduce los efectos secundarios del tratamiento y realza la sensación de bienestar y, además, puede ayudar al paciente a sentirse con el control, ya que es algo que puede hacer por sí mismo. La hipnosis no sustituye a los tratamientos convencionales: los complementa.

Hacer frente a la adversidad

Las personas con cáncer se enfrentan a fuertes temores, ansiedades y frustraciones. Pasan de la esperanza a la desesperación, de la valentía al pavor. La hipnosis puede reducir la ansiedad que provoca conocer el diagnóstico, por ejemplo, identificando situaciones difíciles de la vida del paciente, desensibilizándolo con respecto a ellas y potenciando su capacidad de hacer frente a la adversidad. Además, puede infundir al paciente confianza en tratamientos como la radio o la quimioterapia. Pueden darse sugestiones para paliar los efectos secundarios, como las náuseas y los vómitos, y para ayudar al paciente a aceptar su nueva imagen corporal.

Algunos hipnoterapeutas sostienen que las técnicas de relajación, y en concreto la visualización, prolongan la vida potenciando el sistema inmunitario, si bien en el presente no existen pruebas irrefutables que corroboren la veracidad de tal afirmación.

Testimonio médico

Entre un 60 y un 90% de los enfermos con cáncer avanzado afirman padecer un dolor extenuante. A la mayoría se les suministran calmantes, como morfina, pero hoy algunos expertos creen que convendría incluir la hipnosis en el tratamiento. En 1992, investigadores del Centro Oncológico Fred Hutchinson de Seattle, averiguaron que el uso combinado de la hipnosis y los calmantes resultaba más eficaz que cualquier otro tratamiento psicológico o con fármacos para reducir las molestias bucales en los pacientes con leucemia que habían sido sometidos a trasplantes de médula espinal.

CASO REAL: CÁNCER

A Susan, de 34 años, le diagnosticaron un cáncer de ovarios en estado avanzado que se había extendido al hígado. Le explicaron que se trataba de una enfermedad terminal y que sólo le quedaban unos meses de vida. Decidió someterse a hipnosis para descubrir por qué le había tocado a ella y superar el shock y la tristeza. Además, pensó que la hipnosis le ayudaría a sobrellevar el dolor, cada vez más intenso, causado por la acumulación de fluidos en el abdomen.

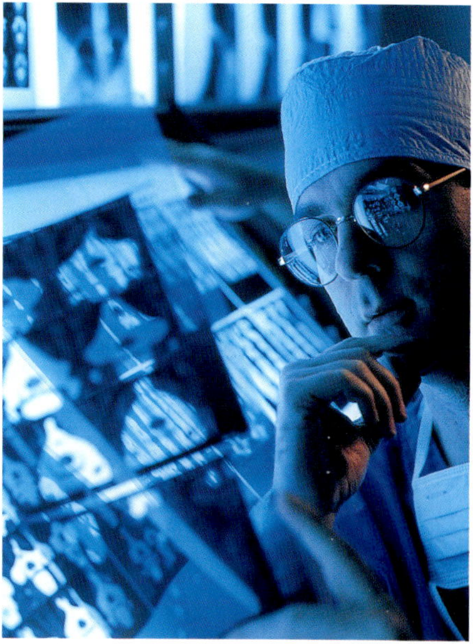

Terapias complementarias
Cuando la medicina convencional no puede hacer nada por un paciente terminal, la hipnosis puede ayudarle a hacer frente a la situación.

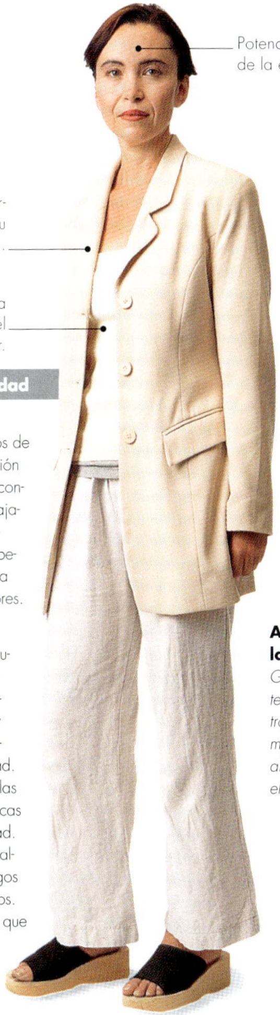
Potenció su sentido de la espiritualidad.
Le permitió relajarse y aceptar su situación.
Le ayudó a sobrellevar el dolor.

Aceptar una enfermedad

Tratamiento

Mientras se hallaba bajo los efectos de la hipnosis, Susan recibió la sugestión de que aceptaría su situación y encontraría el modo de afrontarla. La relajación, junto con la sugestión de que tenía un panel de control en la cabeza mediante el cual podía regular la intensidad del dolor, mitigó los dolores.

Resultados

La hipnosis permitió que Susan disfrutara de una mayor calidad de vida durante sus últimos meses. La relajación la hizo sentirse más tranquila y en contacto con su yo intuitivo, realzando su sensación de espiritualidad. Además, le permitió hacer frente a las desagradables intervenciones médicas y a sobrellevar el dolor con dignidad. Gracias a la hipnosis se sintió mentalmente capaz de tratar con sus amigos y familiares, y de despedirse de ellos. Susan vivió varios meses más de lo que los médicos habían pronosticado.

Aceptar la realidad

Gracias a la hipnoterapia, Susan controló sus sentimientos mientras se sometía al tratamiento contra el cáncer.

El sistema inmunitario: ¡a la carga!

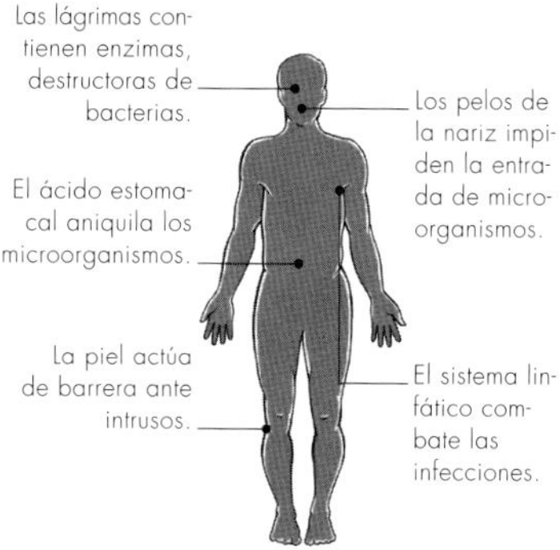

Campo de batalla
Cuando se violan las defensas del cuerpo, el sistema inmunitario neutraliza a los invasores con anticuerpos.

El funcionamiento del sistema inmunitario es muy complejo. Cuando los antígenos (proteínas externas) invaden el cuerpo, los linfocitos B se multiplican, formando plasmocitos, que a su vez producen los anticuerpos que destruyen a los invasores. Una vez que han aniquilado a las bacterias, algunos linfocitos B permanecen en el cuerpo a modo de células de memoria que entran en acción si vuelven a detectar el antígeno. La producción de linfocitos B la controlan los linfocitos T, encargados de activar y desactivar los linfocitos B. Hay un linfocito T que destruye las células del propio cuerpo si las infecta un virus o se vuelven cancerígenas. Estas células «asesinas» distinguen y destruyen a los agentes externos, incluso aunque no los hayan encontrado nunca antes. Las células «asesinas» identifican a algunas células cancerígenas como externas y las destruyen; de ahí la importancia de amortiguar el declive o aumentar la cantidad de células asesinas. Existen pruebas que demuestran que ciertas hormonas liberadas en respuesta al estrés, como la adrenalina, interfieren en la capacidad de los linfocitos B y T de dividirse y multiplicarse. La relajación puede contrarrestar este hecho.

Testimonio médico

En la década de 1980, los experimentos realizados en muestras de sangre tomadas de estudiantes de la Ohio State University demostraron que, en fechas estresantes, por ejemplo en época de exámenes, la actividad de las células asesinas disminuía. Se estableció una correlación positiva entre la cantidad de autohipnosis practicada por los estudiantes en época de exámenes y el recuento de sus células asesinas.

La británica Leslie Walker ha demostrado el valor de las intervenciones psicológicas en enfermos de cáncer. En un estudio reciente, se dividió a 80 mujeres con cáncer de mama avanzado en dos grupos. Unas recibieron el apoyo del equipo; a las otras, además, se les enseñó a practicar la relajación muscular progresiva y la visualización guiada. Este complemento mejoró su humor y su calidad de vida, les ayudó a afrontar su problema y potenció su sistema inmunitario (presentaban más linfocitos T). No obstante, no existen evidencias de que las intervenciones psicológicas en las defensas prolonguen la vida.

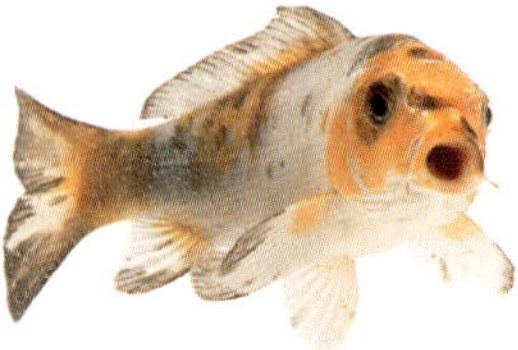

Visualización
Una imagen utilizada con frecuencia en la visualización para pacientes con cáncer es un banco de peces comiéndose el tumor.

VISUALIZACIÓN

A algunos enfermos de cáncer les resulta útil proyectar en sus mentes una imagen de su enfermedad y las fuerzas contra las que combaten. A través de la región baja del cerebro, una imagen puede enviar un mensaje desde la corteza cerebral a los sistemas hormonal y nervioso autónomo, que pueden influir en el sistema inmunitario. Este ámbito forma parte de la nueva disciplina de la psiconeuroinmunología, el estudio científico de las interrelaciones entre la mente y los sistemas nervioso, endocrino (hormonal) e inmunitario.

Fagocitos

Cuando el objetivo es potenciar el sistema inmunitario, resulta útil usar la visualización guiada. Por ejemplo, puede resultar más fácil concentrar la atención en la acción de las células llamadas fagocitos, por tratarse de un aspecto visual. Estos glóbulos blancos se ven atraídos por las zonas infectadas, donde rodean y digieren a los microorganismos. Primero, los fagocitos detectan las células invasoras y las envuelven en una bolsa. A continuación, las enzimas de las partículas rellenas de fluido avanzan hacia el tumor y son liberadas en la bolsa, donde empiezan a digerir las células invasoras.

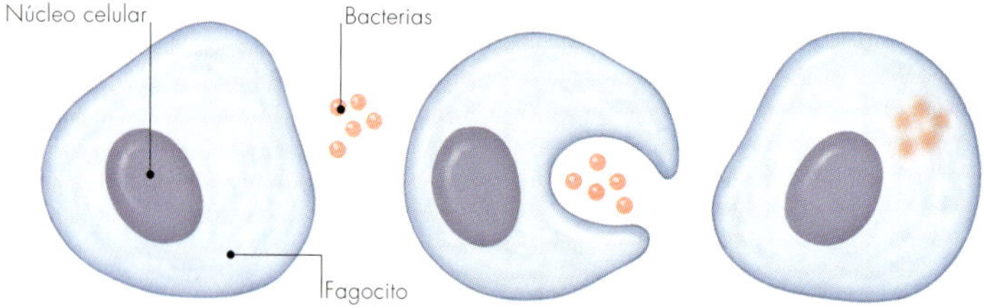

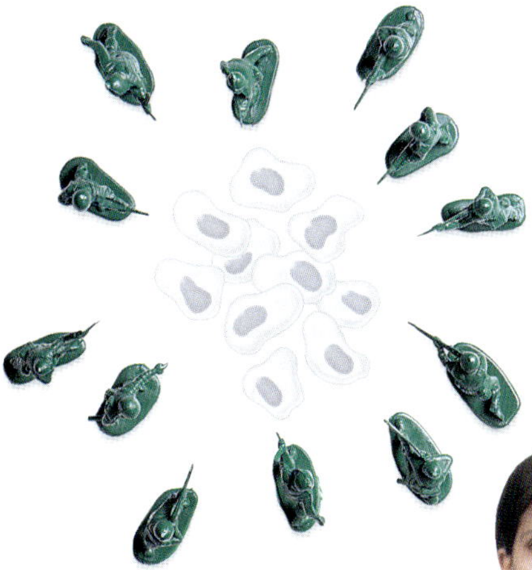

La batalla

Otra imagen útil consiste en imaginar el cuerpo defendiéndose estoicamente de un ataque. El enfermo visualiza un ejército de células inmunitarias, con aspecto de soldados fuertes y vigorosos, que aplasta y destruye las más débiles: las células enfermas, de color grisáceo.

La bola de energía

En esta visualización, el paciente imagina que en algún punto de su cuerpo se forma una bola de energía regeneradora (o un círculo de luz blanca brillante). Cuando logra «ver» la bola de energía, debe imaginar que la conduce al punto del cuerpo en el que siente dolor, tensión o malestar. A continuación debe exhalar y, al hacerlo, imaginar que expulsa la bola de energía, que arrastra con ella el dolor y la sensación de malestar.

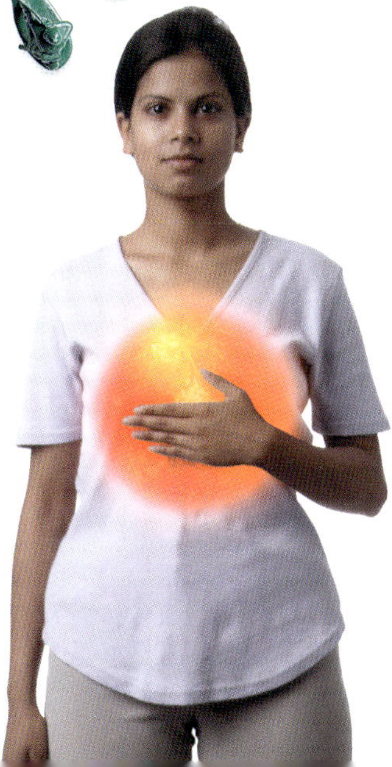

La hipnosis en la cirugía: aplicaciones adicionales

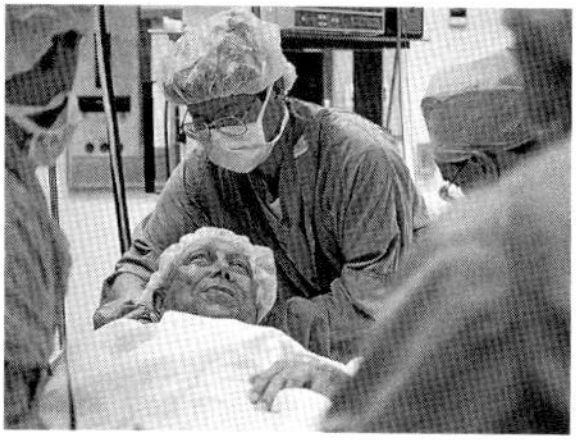

Terapia de ayuda
La hipnosis se usa para reducir la ansiedad previa a la cirugía y calmar el malestar posoperatorio.

En cirugía, la hipnosis no sólo sirve como sustituto de la anestesia, sino también para acelerar la recuperación, potenciar el sistema inmunitario y controlar las náuseas posoperatorias. Existen pruebas de que reduce las hemorragias durante la intervención.

La perspectiva de una operación es como una nube negra para la mayoría de las personas. La hipnosis puede ayudar a reducir la ansiedad y a abordar la experiencia con optimismo, incluso con entusiasmo. Se pueden dar al paciente sugestiones hipnóticas para que se sienta tranquilo y cómodo antes, durante y después de la operación.

Otra técnica útil incluye sugestionar al paciente para que, si oye comentarios negativos durante la operación, les haga caso omiso. Se sabe que es posible estar consciente pese a estar anestesiado y los comentarios descuidados realizados en quirófano pueden afectar negativamente a la recuperación.

Recuperación rápida

Tras una intervención quirúrgica, la hipnosis alienta al restablecimiento tras la anestesia y reduce el dolor posoperatorio y la necesidad de tomar analgésicos. Puede emplearse para controlar las náuseas, los vómitos y las alteraciones intestinales, y para potenciar el sistema inmunitario mediante sugestiones. Durante la recuperación, la hipnosis puede erradicar los sentimientos negativos, que podrían deprimir el sistema inmunitario. En un estudio comparativo realizado en 15 pacientes que debían operarse del corazón, sólo ocho de ellos escucharon cintas de relajación antes de la operación. Éstos tuvieron menos reacciones psicológicas negativas, se recuperaron más rápidamente de la analgesia y necesitaron menos transfusiones de sangre que el resto.

Testimonio científico

Un estudio sueco que analizaba la cirugía de reconstrucción facial demostró que las hemorragias eran menores en los pacientes que se sometían a hipnosis, en comparación con el grupo de control. Dado que los vasos sanguíneos son autónomos, es razonable presumir que se puede sugestionar al subconsciente para que los contraiga, reduciendo el flujo sanguíneo.

Control del dolor

En las décadas de 1960 y 1970, Jack Gibson, un cirujano irlandés, realizó más de 4.000 operaciones usando la hipnosis como anestésico.

MEJORA DEL RENDIMIENTO

La confianza y la motivación desempeñan un papel vital a la hora de potenciar al máximo nuestras capacidades. La hipnosis puede ayudar a lograr sus metas tanto al atleta que compite en una carrera como al actor que interpreta un papel, al compositor que escribe una sinfonía o al estudiante que prepara un examen. Lo principal es que la hipnosis lleva a las personas a sentirse seguras, eliminando los sentimientos autodestructivos y las dudas sobre sí mismas y permitiéndoles mantener la ansiedad bajo control para poder obtener los mejores resultados. En esencia, la ansiedad es una respuesta aprendida y anticipatoria, muy distinta al miedo, que es un sentimiento mucho más innato. Las personas que realizan un gran esfuerzo para lograr sus metas, ya sean deportivas, académicas o creativas, necesitan sentir cierta emoción, pero el grado de emoción de cada persona ante una situación determinada difiere y, si es demasiado elevado, puede entorpecer el rendimiento, en lugar de potenciarlo.

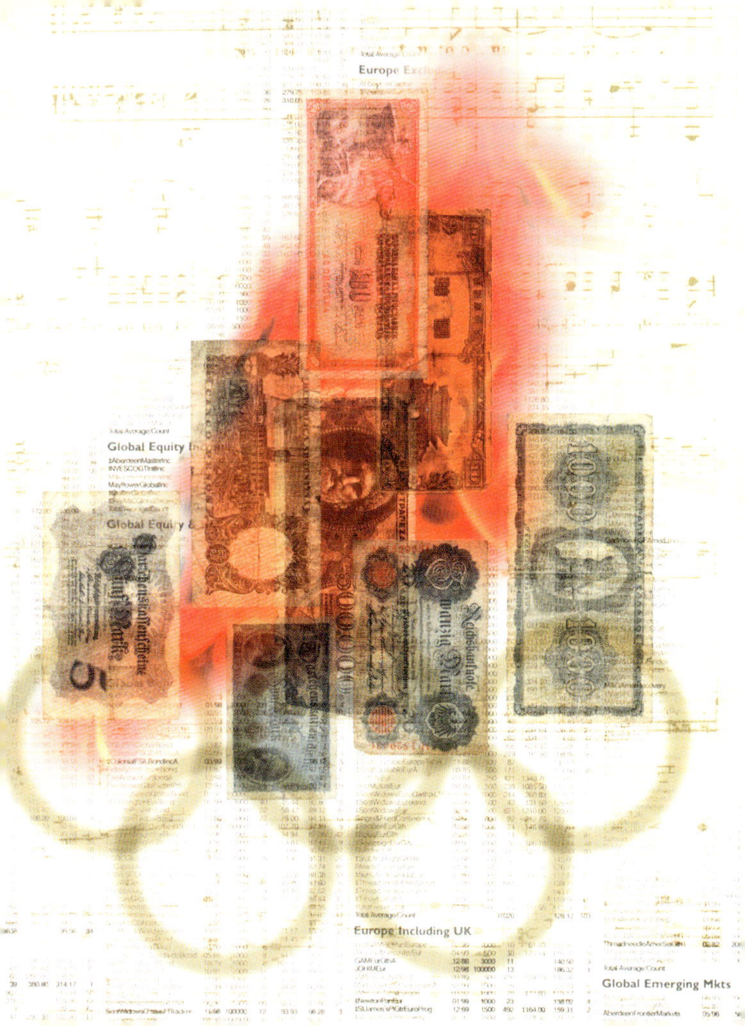
Europe Including UK
Global Emerging Mkts
Total Average Count

Por qué hay personas inseguras

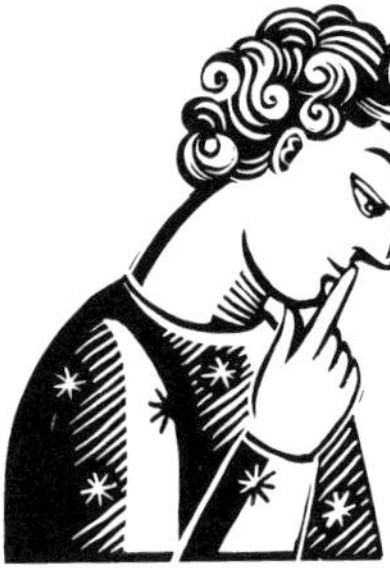

Anímese
Si cree en sí mismo, le resultará más fácil convencer a los demás de sus facultades.

Un objetivo primordial de la hipnosis es aumentar la autoestima y la seguridad de las personas en sí mismas. Si confía plenamente en sus capacidades, le resultará mucho más fácil convencer a los demás de que las posee. Sentirse bien con uno mismo repercute positivamente en muchos otros aspectos de la vida, que pueden ir desde mejorar las relaciones en el trabajo hasta persuadir a sus clientes para que compren sus productos o, incluso, disfrutar de una vida amorosa plena. La hipnosis le infundirá seguridad en sí mismo y le hará sentirse mucho más capaz de defender sus derechos en las situaciones conflictivas.

Autoestima

La falta de autoestima en las personas suele estar arraigada en su pasado. Puede ser un estilo de pensamiento heredado de unos padres sentenciosos que hayan tendido a desmerecer a sus hijos para persuadirlos de que se esforzaran más. Ello puede conducir a adquirir una voz interna que produzca miedo y dudas sobre la propia capacidad.

El miedo al fracaso es una condición paralizadora, producto de una programación pasada negativa. La persona piensa que no será capaz de hacer bien algo porque no es lo suficientemente buena. Es más, puede llegar a convencerse de que, aunque consiga superar un nivel, luego tendrá que enfrentarse a otro más duro. También influye en la autoestima la opinión que una persona tiene de su aspecto físico. Si se percibe negativamente, es probable que así lo refleje su lenguaje corporal y parezca menos segura de sí.

Fobia social

La fobia social es una falta extrema de seguridad en uno mismo que hace que algunas personas eviten cualquier tipo de evento social. Por lo común, a quienes la sufren les preocupa ser el centro de atención y piensan que todo el mundo analiza con lupa su carácter. Aproximadamente un 2% de los hombres y un 3% de las mujeres padecen fobia social de gravedad, y un 7% adicional de la población tiene tendencia a sufrirla. Nadie sabe exactamente qué la desencadena. Algunos psicólogos creen que las personas quedan atrapadas en el estado normal de timidez y miedo a los extraños que experimentan todos los niños.

MEJORAR LA AUTOESTIMA

Es posible elevar la autoestima de una persona utilizando sugestiones hipnóticas para reprogramarle la mente subconsciente de tal modo que olvide cualquier patrón negativo del pasado. La hipnosis puede ayudarle a desterrar al crítico que lleva al hombro para poderse ver con más optimismo. En lugar de ponerse piedras en el camino y de lamentarse de que no hay nada que hacer, la hipnoterapia le implantará ideas positivas como: «puedo hacerlo», «tengo la energía necesaria». A través de las sugestiones recibidas bajo la hipnosis, ganará confianza en sí mismo y en sus habilidades y talentos especiales.

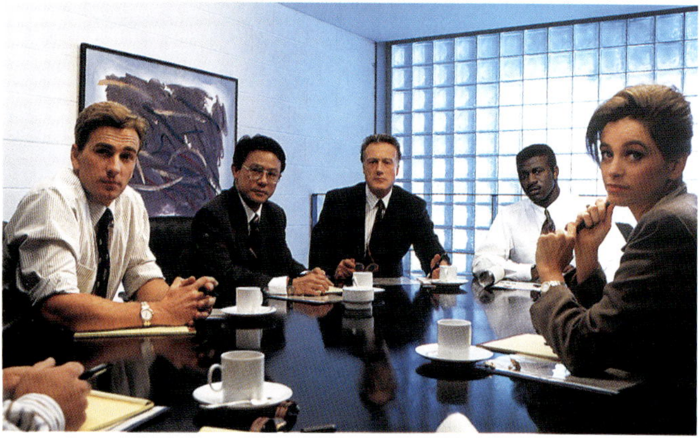

Confianza en uno mismo

La hipnosis puede ayudarle a sentirse seguro de sí mismo mediante sugestiones hipnóticas para que disfrute socializando y se sienta tranquilo, confiado y cómodo al relacionarse con los demás.

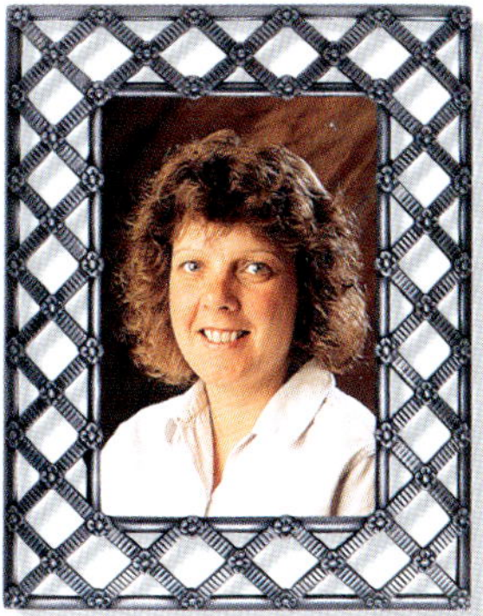

Seguridad en uno mismo

La hipnosis le infundirá seguridad en sí mismo y le ayudará a aceptarse sugestionándole para que se sienta orgulloso y se muestre como realmente es.

Borrador

Bajo los efectos de la hipnosis, el psicoterapeuta puede pedirle que visualice una pizarra con todas las etiquetas incómodas que le han asignado en el pasado.

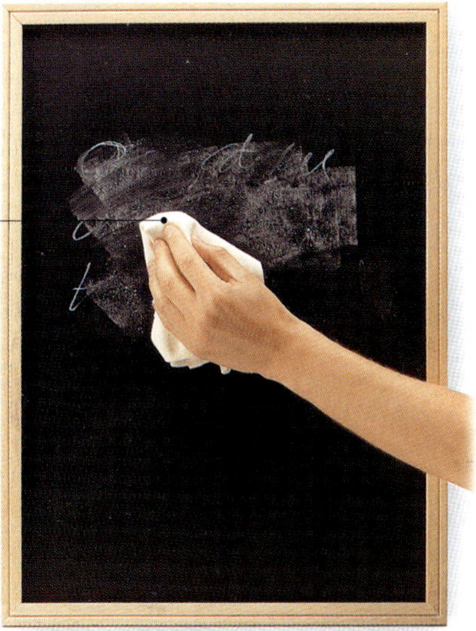

En su imaginación, puede borrar todas las palabras negativas de su mente con un borrador, para que dejen de tener sentido.

Rendimiento en el deporte: concentración

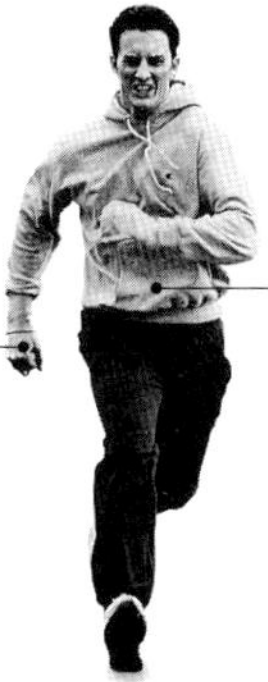

Olvídese del temblor de manos.
Suprima las molestias de estómago.

Mantener la concentración

Es posible usar sugestiones hipnóticas para impedir que algún síntoma físico entorpezca la actuación.

Para competir en un campeonato nacional o internacional, los deportistas deben ser excepcionales en su deporte. De ahí que las habilidades físicas de los atletas de élite sean prácticamente idénticas. Lo que diferencia a los ganadores de los perdedores es su capacidad de concentración. Y la hipnosis puede ayudar en este aspecto.

Técnicas de concentración

La mera idea de fracasar puede ser suficiente para desencadenar el miedo y, con ello, desconcentrar al atleta, ocasionándole síntomas físicos como temblor de rodillas, nervios en el estómago y visión borrosa. Es posible recurrir a la hipnosis para centrar la atención.

Tras una racha prolongada de mala suerte, la hipnosis puede modificar las perspectivas pesimistas del atleta. Por ejemplo, es posible reedificarle la confianza mediante mensajes de refuerzo del ego que le programen con una actitud ganadora. También pueden implantarse palabras que activen sugestiones posthipnóticas. Cuando el atleta las pronuncie durante una competición, le proporcionarán energía y seguridad.

Visualización de imágenes

La visualización de imágenes para aumentar el rendimiento deportivo puede ser un proceso interno, en el que los atletas sientan como si estuvieran en el interior de sus cuerpos, o externo, en el que los atletas «se ven» desde fuera. Kay Porter y Judy Foster, autores del libro *The Mental Athlete*, han sugerido que visualizar movimientos específicos desde el interior crea modelos neuronales de los mismos en el cerebro, mejorando con ello la coordinación neuromuscular. Dado que es el cerebro el que ordena a los músculos cómo moverse, cuanto más sólidos sean los modelos, más perfectos serán los movimientos.

Además, si se reproducen «películas» mentales del éxito, el subconsciente se convence de que es posible lograr un desafío personal. En un estudio realizado en EE.UU. en los años sesenta, varios jugadores de baloncesto se sometieron a hipnosis y recibieron sugestiones para jugar mejor y visualizarse ganando. Cuando se compararon las canastas que habían encestado con las anotadas por jugadores del mismo nivel no expuestos a hipnosis, se detectó que el número era considerablemente mayor.

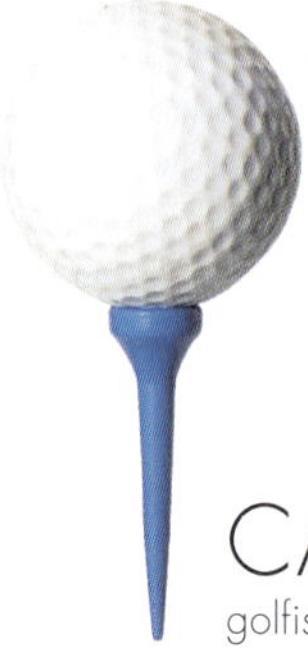

Concentrarse en la bola
Los golfistas pueden entrenarse visualizando cómo envían la bola a la otra punta del campo de un golpe.

CASO REAL: DEPORTES

Muchos golfistas, profesionales incluidos, se consideran excelentes en los entrenamientos y pésimos en el campo de golf. El hipnotismo puede prestar una excelente ayuda para el juego del golf, del que podría decirse que requiere más habilidad mental que cualquier otro deporte. Exige a quienes lo practican que estén relajados y concentrados durante largos períodos de tiempo. Además, los golfistas necesitan tener un alto grado de confianza en sí mismos para mantener la calma ante las situaciones difíciles.

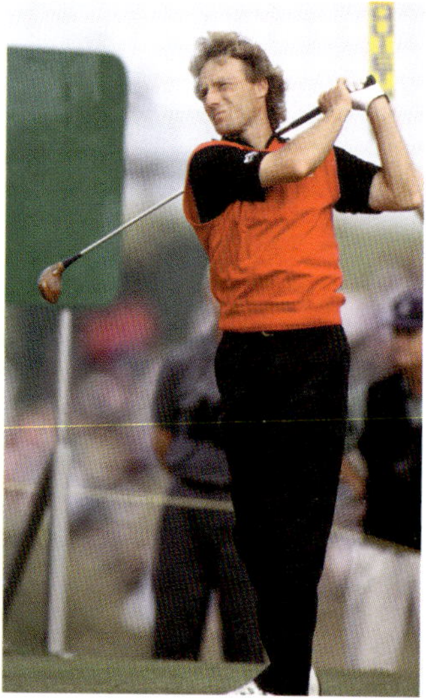

Nervios
Siendo el golf un juego en el que se arriesga tanto a un golpe, no es de extrañar que los profesionales sientan nervios.

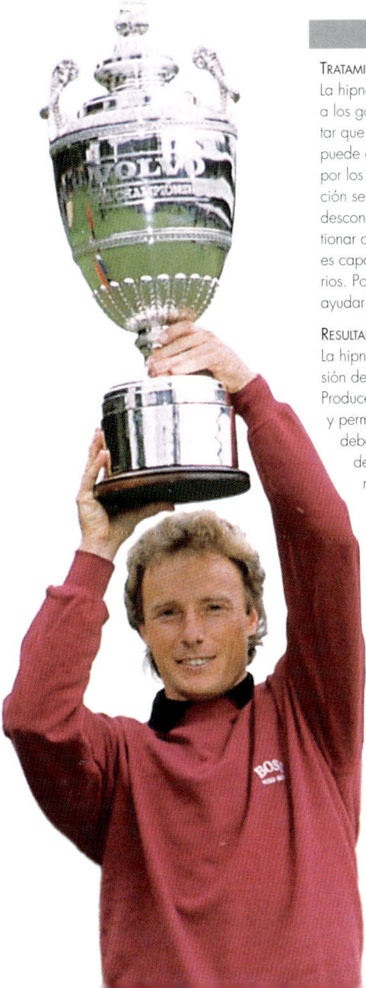

Punto de salida

TRATAMIENTO

La hipnosis puede ser de utilidad para ayudar a los golfistas a controlar sus emociones y evitar que les asalten preocupaciones. También puede emplearse para no sentirse intimidado por los adversarios. Con técnicas de relajación se bloquean los sonidos que podrían desconcentrar al jugador. Es posible sugestionar al sujeto para que crea que su cuerpo es capaz de efectuar los movimientos necesarios. Por último, las visualizaciones pueden ayudar a practicar para tener un buen *swing*.

RESULTADOS

La hipnosis puede mejorar el *swing* y la precisión del jugador a la hora de golpear la bola. Produce el grado exacto de tensión muscular y permite al golfista saber con cuánta fuerza debe golpear la bola según la dirección del viento. Además, ayuda a los jugadores a mantener la calma en los momentos de tensión para completar un hoyo. El optimismo revierte en éxito y, en este sentido, la hipnosis ayuda al jugador a perder el miedo y a romper el ciclo de estrés y tensión.

Ganador

Cuando el golfista profesional Bernhard Langer entró en una racha de mala suerte, buscó los servicios de un hipnotizador. No tardó en recuperar su juego.

Rendimiento en el trabajo: visualización del éxito

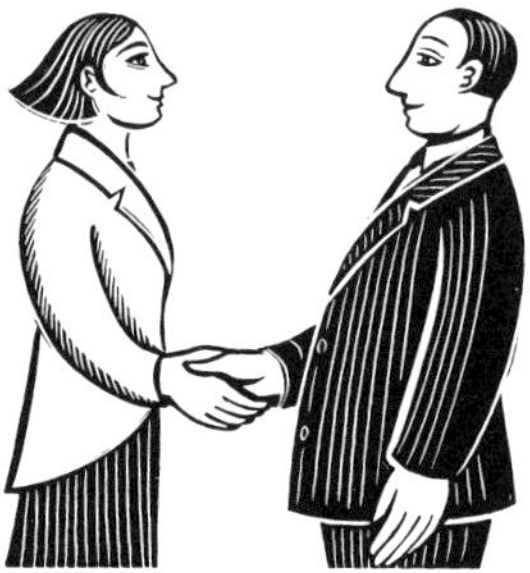

Poder de sugestión
La hipnosis puede programarle a nivel subconsciente para alcanzar el éxito.

Muchos personajes históricos con una capacidad tremenda para el trabajo y el liderazgo, como César, Napoleón y Leonardo da Vinci, tenían cualidades personales en común, entre las que se contaba una fe ciega en sí mismos, un poder de concentración extraordinario, una gran memoria y la capacidad de influir en los demás. La hipnosis puede servir para potenciar muchos de estos aspectos.

Mediante la autohipnosis, las personas de negocios pueden programar su mente subconsciente para alcanzar el éxito. Por ejemplo, pueden autosugestionarse para mostrarse seguros de sí mismos ante sus clientes. Por otro lado, la hipnosis puede enseñar a aceptar las críticas de manera constructiva y a evitar la sensación de fracaso. Para motivarse, es posible visualizar los beneficios directos que reportará el éxito, por ejemplo proyectando mentalmente lo que se anhela conseguir en el futuro, sea una casa nueva, un coche o unas vacaciones.

Visualización positiva

Implantar sugestiones positivas bajo los efectos de la hipnosis puede alentar a las personas a adoptar una actitud más positiva frente a un trabajo que les desagrada, y también ayudar a los jefes a dirigir a sus empleados de manera más eficaz y a desarrollar habilidades empáticas para intuir los sentimientos del equipo. Es posible, asimismo, dar sugestiones hipnóticas para relajar a la persona y hacer que mantenga la concentración durante una entrevista. Visualizar la escena de antemano le permitirá ofrecer exactamente la imagen que desea a los entrevistadores y evitar hacer gestos de nerviosismo, como aclararse la garganta o ruborizarse. La visualización permite también mantener la serenidad a la hora de hablar en público o dar conferencias. El orador puede imaginarse dirigiéndose a un gran público y sintiéndose tranquilo y seguro. Además, es posible sugestionarle para que disfrute de la experiencia.

La hipnosis permite adoptar decisiones acertadas en cualquier aspecto de la vida laboral, desde archivar hasta organizar el flujo de trabajo, concentrarse o decir «no» de manera tajante a las personas que nos monopolizan el tiempo. Además, puede motivar a cumplir los plazos de entrega y potenciar la creatividad (*véanse* págs. 184–185).

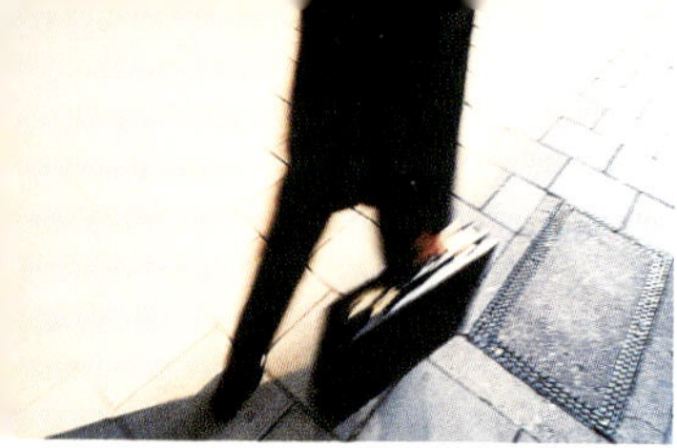

Espiral negativa
La falta de confianza en sí mismo de Nigel estaba afectando negativamente a su rendimiento laboral.

CASO REAL: TRABAJO

Nigel, de 25 años, era agente de seguros de vida, planes de pensiones personales y paquetes de inversión. El sector había atravesado un mal momento y Nigel había sufrido una racha de mala suerte que había mermado su confianza en sí mismo y le hacía dudar de su capacidad para realizar su trabajo. Le empezó a resultar difícil mostrarse firme y se sumió en una espiral negativa en la que sus escasos logros hicieron disminuir sus expectativas y, con ello, su rendimiento. Los clientes percibían sus dudas y su negatividad y, como resultado, sus ventas descendían. Nigel empezó a desconfiar de los productos que ofrecía. Llegó un momento en el que temió perder su empleo y le urgía hallar una solución.

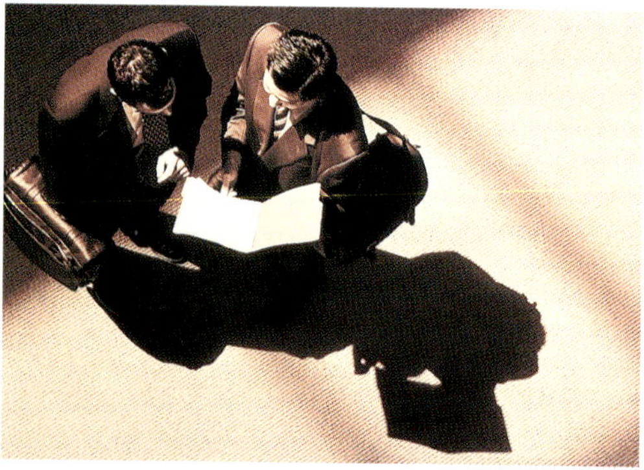

Bajo presión
Los conflictos laborales ejercen sobre las personas una gran presión, que puede extenderse a otros ámbitos de sus vidas.

Impulso

Nigel necesitaba recuperar su confianza y la hipnosis le dio el impulso que buscaba para cambiar de actitud.

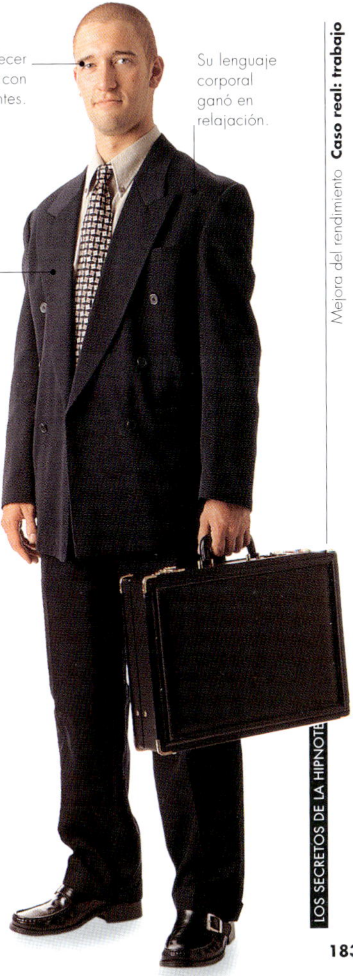
Aprendió a establecer contacto visual con sus clientes.
Su lenguaje corporal ganó en relajación.
Se presentó como una persona afable y asequible y empezó a ofrecer explicaciones más claras.

Cómo romper el ciclo

Tratamiento

Mientras permanecía bajo los efectos de la hipnosis, el hipnoterapeuta reprogramó a Nigel para hacerle sentirse seguro de su capacidad y para impulsarle la confianza en sí mismo. Además, le transmitió sugestiones directas para que se sintiera cómodo delante de los clientes y capaz de responder a sus preguntas de manera inteligente. Le convenció de que su rendimiento mejoraría con el paso de los días. En total, Nigel asistió a cinco sesiones y se llevó a casa una cinta para practicar por sí mismo.

Resultados

Desde la primera sesión, Nigel empezó a sentirse más seguro de su trabajo y de ser capaz de vender en frío. Transmitía a los clientes la confianza que le inspiraban sus productos y respondía a sus demandas con elocuencia. Logró resultados plausibles, sus ventas aumentaron y sus clientes empezaron a recomendárselo a sus amigos. Conservó su empleo y se atrevió a solicitarle a su jefe que lo traspasara a la región del país en la que verdaderamente le apetecía trabajar.

Cómo potenciar la creatividad latente

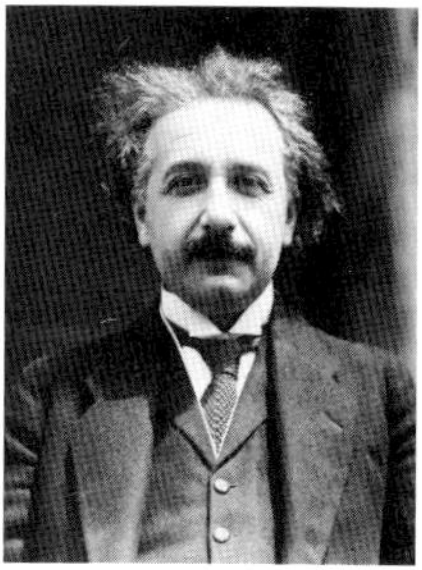

$E = mc^2$

Albert Einstein tuvo sus mejores ideas mientras se afeitaba. La acción repetitiva del afeitado es bastante hipnótica y puede hacer aflorar las ideas.

La creatividad permite a la imaginación tener ideas revolucionarias y perspicaces. Muchas de las ideas más brillantes del mundo han surgido cuando sus pensadores estaban en una suerte de trance. Beethoven y Darwin tuvieron sus ideas mientras conducían carruajes; Arquímedes, mientras se bañaba, y Einstein, afeitándose. Mozart dijo que la inspiración le llegaba de una fuente exterior mientras se hallaba en estado de ensoñación. Casi todos hemos tenido ideas fantásticas en momentos y lugares insólitos. Con frecuencia, cuando nos obcecamos con un problema e intentamos abordarlo desde todos los ángulos, no encontramos la solución; es al relajarnos cuando nos viene a la mente la idea que buscábamos.

Existe confusión en torno al proceso creativo. Una puntuación elevada en un test de inteligencia no implica automáticamente una creatividad desbordante. De hecho, las personas creativas se sitúan en una media de 23 puntos de CI por debajo de quienes obtienen los mejores resultados en inteligencia. Esto podría explicar por qué se cree que el subconsciente (el hemisferio derecho del cerebro) es la fuente de la expresión creativa, mientras que la mente lógica y consciente (el hemisferio izquierdo), que se encarga de las actividades cotidianas, como hablar, escribir o razonar, desempeña una función nimia en este sentido. Las personas creativas, como literatos, artistas y músicos, atraviesan etapas de bloqueo en las que su imaginación parece haberse agotado. Cuanto más buscan la inspiración, más les cuesta encontrarla. Además, la creatividad puede verse afectada por el miedo y la autocrítica. Muchos artistas están familiarizados con esa voz interior que les dice: «Lo que estás haciendo no es lo suficientemente bueno».

Cómo invocar la inspiración

Con hipnosis, las personas creativas pueden relajarse y contactar con el lado derecho del cerebro, alcanzando el estado mental óptimo para la inspiración. Se les puede sugestionar diciéndoles: «Sientes toda la creatividad emergiendo a la superficie». También puede reforzárseles el ego sugiriéndoles que tienen mucho talento. En el caso de los escritores, se les pueden dar sugestiones específicas para que, en cuanto se sienten a la mesa, les fluyan las ideas.

CASOS REALES: CREATIVIDAD

A lo largo de la historia, muchos escritores, artistas y músicos han recurrido a la hipnosis para potenciar su creatividad, superar períodos de bloqueo artístico y sentirse seguros de sus facultades.

Desbloqueo
Los músicos, artistas y escritores pueden usar la autohipnosis para despertar la pasión interna por su trabajo cuando éste les resulta aburrido.

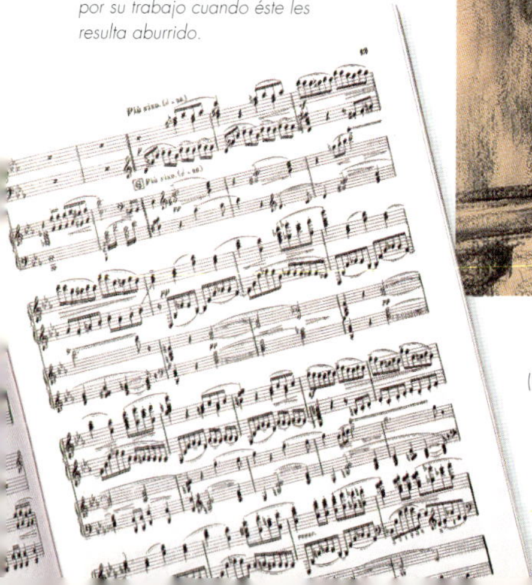

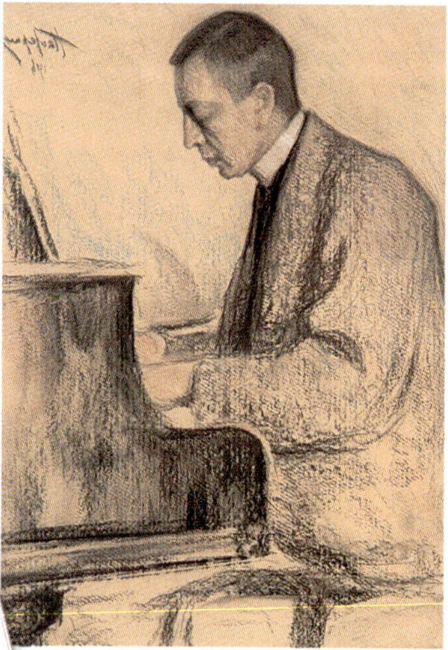

Liberación
El compositor Sergei Rachmaninov (1873–1943) atravesó un período improductivo de tres años tras el fracaso de su *Primera sinfonía* en 1897. Tras someterse a hipnosis, creó su *Segundo concierto para piano* en 1901, que desencadenó un período de creatividad que se duraría hasta 1917.

Éxito

El actor Sylvester Stallone reconoció que la hipnosis le ayudó a escribir el guión de Rocky.

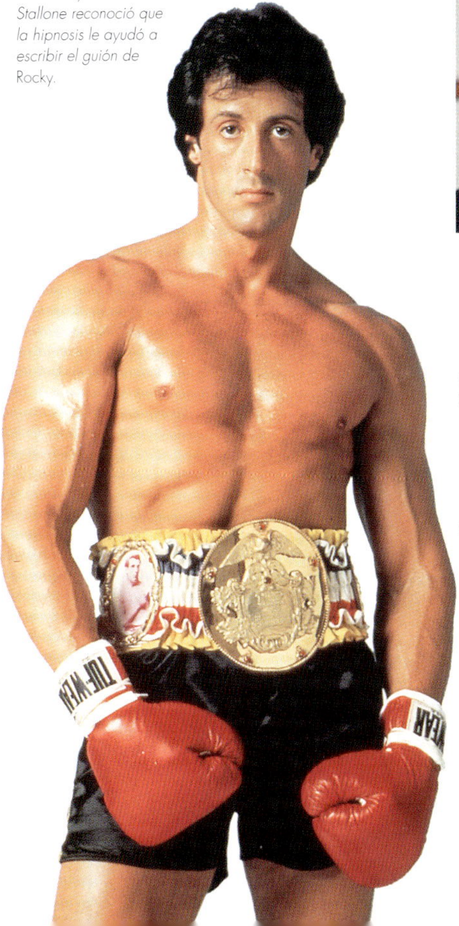

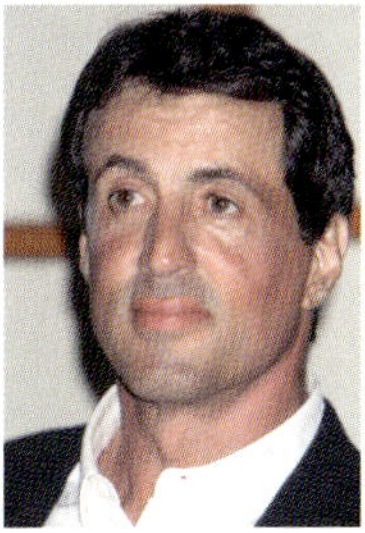

Caso célebre

Tras tres años de desafortunada carrera, unas cintas de hipnosis infundieron a Sylvester Stallone el valor para presentar a Hollywood un guión sobre un boxeador prometedor. Sin embargo, incluso después de su rompedor debut, Stallone temía carecer del talento para interpretar un papel protagonista importante. Mientras rodaba *Rocky*, escuchó cada día cintas de motivación para impulsar su confianza en sí mismo.

Cómo potenciar su capacidad de aprendizaje

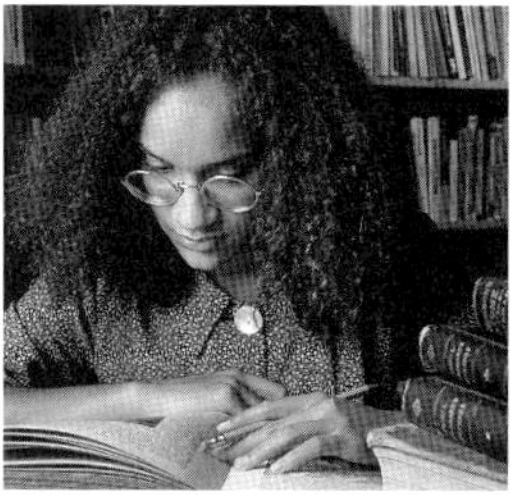

Horas de estudio
La hipnosis ayuda a olvidar las distracciones y a agilizar el pensamiento.

Un uso de la hipnosis que cada vez suscita mayor interés es su capacidad de potenciar la concentración, atención y energía en los entornos educativos. Es posible enseñar técnicas a los estudiantes para que se sientan más relajados y terminen sus trabajos con menos tensión de la que sufrirían de otro modo. También puede solucionar los problemas debidos a una baja autoestima, a la desmotivación o a las pocas facultades para el estudio.

Pensamiento claro

La hipnosis permite disfrutar de un pensamiento más efectivo y flexible, capaz de hallar soluciones a las adversidades; puede suprimir las distracciones externas en época de exámenes, y, mediante la autohipnosis, puede hacer que el tiempo pase volando para aquellas personas a quienes les cuesta permanecer quietas durante las clases.

Un tema más polémico es si la hipnosis potencia la memoria. Mientras que unos investigadores afirman que no tiene efectos directos, otros sostienen lo contrario. El problema que plantean los estudios de laboratorio es que se entrega un guión estándar, sin adaptarlo a las necesidades individuales.

Exámenes

Someterse a un examen es una experiencia estresante, sobre todo cuando el estudiante se da cuenta de que su futuro depende en gran parte del resultado. La hipnoterapia es sumamente útil para paliar la ansiedad durante esta época, en particular entre quienes han estudiado, pero obtienen malos resultados a causa de los nervios. Es posible reducir la ansiedad anticipatoria previa a los exámenes aplicando técnicas de insensibilización. Si un paciente se somete a hipnosis antes de los exámenes, puede sugestionársele para que duerma bien, esté tranquilo antes del examen y confíe en su memoria.

Existen métodos de control de la ansiedad que pueden aplicarse al empezar el examen. En la autohipnosis, se coloca una mano momentáneamente sobre los ojos y se piensa en una palabra clave acordada durante la sesión de hipnoterapia para lograr una relajación inmediata. En la técnica del puño cerrado, el estudiante entra en trance hipnótico, recrea una situación en la que se sintió seguro y relajado y, a continuación, cierra el puño derecho. La idea es que siempre que cierre el puño experimente sensaciones de ánimo.

HIPNOSIS EN NIÑOS

Por lo general, los niños son los seres más fáciles de hipnotizar. Y esto es así porque están acostumbrados a alternar realidad y fantasía, y porque gozan de una imaginación más fértil. Uno de los primeros ejemplos de hipnosis en la vida es la interacción entre la madre y el niño, ya que éste está abierto a sugestiones. Si el pequeño se hace daño y su madre le dice: «Sana, sana, culito de rana», el niño aceptará la sugestión inmediatamente y olvidará el dolor. Otra forma de hipnosis que utilizan los padres con los niños es mecerlos para que se duerman. A diferencia de los adultos, que suelen recordar todo tras una sesión de hipnosis, los niños acostumbran a olvidarla. La relajación corporal que suele obtenerse en las sesiones con adultos resulta menos evidente en el caso de los niños, que pueden permanecer sorprendentemente activos a lo largo de toda la sesión.

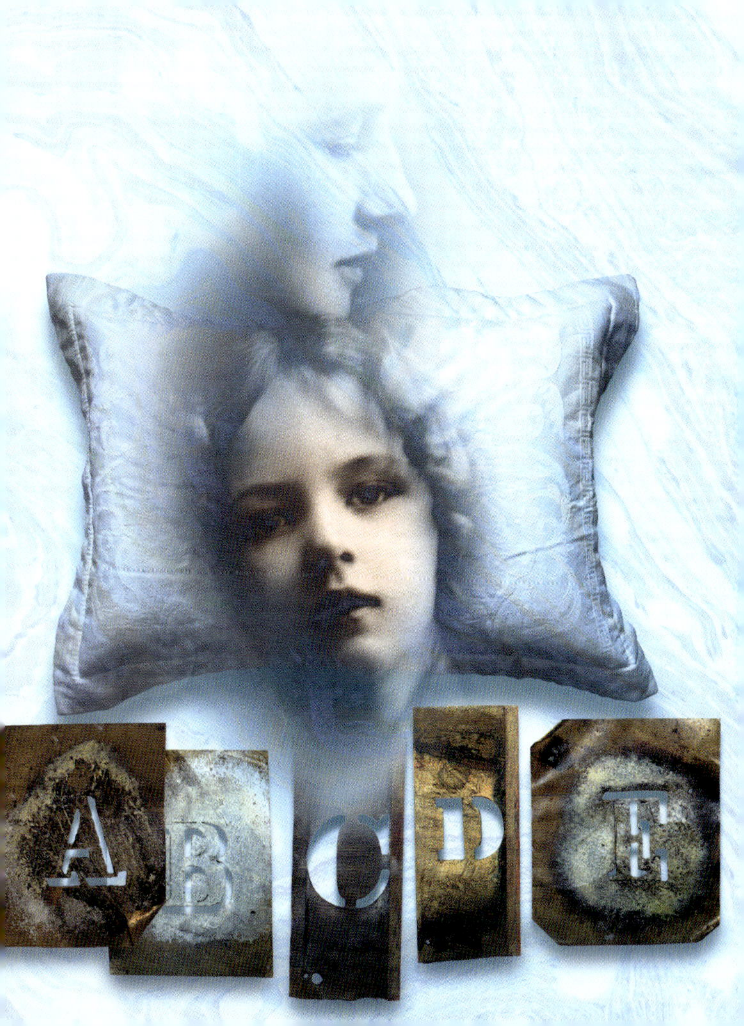
A B C D E

Vicios: cómo tratar la tensión y la ansiedad

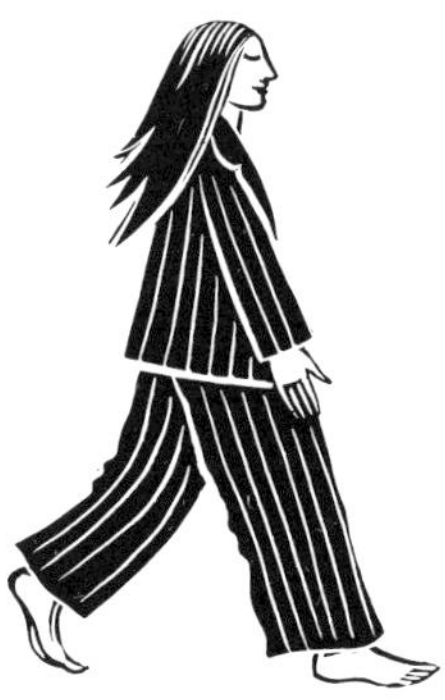

Tratamiento

En los niños, la hipnosis puede suprimir conductas indeseables, como morderse las uñas o andar dormidos o drogarse.

La hipnoterapia puede aplicarse para tratar diversos hábitos infantiles, como el orinarse en la cama, los tics faciales y el sonambulismo. Si el hábito responde a relaciones disfuncionales o a problemas emocionales, conviene solicitar tratamiento psicológico adicional. Consulte siempre con su médico antes de someter a su hijo a hipnoterapia.

Cómo disipar la tensión

Muchas malas costumbres aparecen para descargar una tensión subyacente. El tratamiento con hipnoterapia tiene por objeto erradicar el vicio y mostrar modos más eficaces de expulsar la tensión y la ansiedad. Entre los métodos para librarse imaginariamente de la tensión se cuenta pensar en una locomotora expulsando vapor.

Con frecuencia, incluso cuando el origen ha cesado de estar presente, es posible que el vicio siga apareciendo en cuanto se dispara la ansiedad o disminuyen las distracciones. Muchos niños se tiran del pelo o se muerden las uñas mientras miran la televisión o leen. En ciertos casos la visualización puede ser de ayuda. Es posible sugestionar al niño para que crea que existe un campo de fuerza que le impide tocarse el pelo. En el caso de los niños que se orinan en la cama, la hipnosis puede funcionar cuando otros métodos tradicionales, como el pañal y el silbato, no han dado resultado. Al niño se le da la orden de que despierte cuando necesite ir al lavabo. Es importante que el pequeño conozca las ventajas de estar seco y los inconvenientes de orinarse encima. Un estudio realizado en 1975 en 40 niños de entre 4 y 16 años a los que se enseñó a autohipnotizarse demostró que, tras seis meses, 31 de ellos habían dejado de orinarse, seis lo hacían con menos frecuencia y los tres restantes no habían mejorado.

La hipnosis puede erradicar vicios, ciertas adicciones (como esnifar pegamento) y algunos problemas de actitud (como comportamientos antisociales y negativos). Un estudio realizado en 1982 en un grupo de 12 adolescentes con un largo historial de drogadicción que no habían respondido a otros tratamientos sometió a hipnosis a seis de ellos. Transcurridas 15 semanas, esos seis adolescentes habían dejado de esnifar disolventes, mientras que, en el grupo de control, sólo dos lo hicieron.

CASO REAL: INCONTINENCIA

Jack, un niño de ocho años, era muy inteligente y maduro para su edad, pero seguía orinándose en la cama. Cada pocos días se despertaba y las sábanas estaban empapadas, lo cual le hacía sentir vergüenza ante sus dos hermanos mayores, que se mofaban de él llamándole «bebé». Con las prisas de la mañana, a su madre también le costaba en ocasiones ocultar su irritación por la cantidad de lavadoras que tenía que poner. En una ocasión, Jack tuvo que inventar una excusa para no acudir a una fiesta del pijama en casa de su mejor amigo. Viendo que se había convertido en un niño triste y retraído, su madre resolvió que necesitaba ayuda y lo llevó a visitar a un hipnoterapeuta.

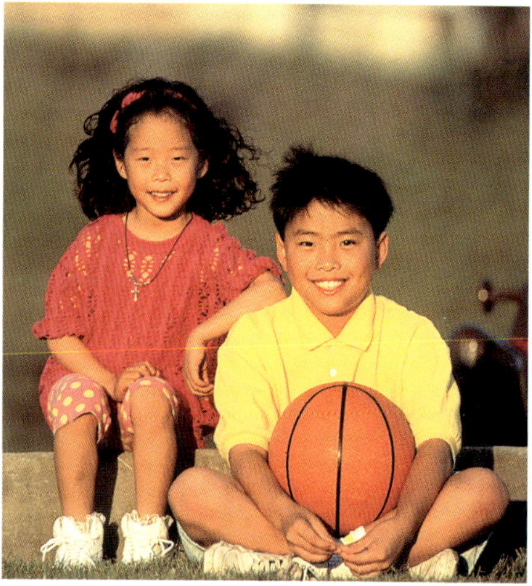

Pacientes perfectos
Se ha demostrado que la respuesta a la hipnosis alcanza su valor máximo en la mitad de la infancia y decae progresivamente al hacernos adultos.

Problema resuelto

TRATAMIENTO

Jack era lo suficientemente maduro para asimilar que se iba a trabajar con su imaginación y para concentrar su atención en fantasías e imágenes. El hipnotizador empleó la técnica de la inducción para que imaginara que se encontraba en una feria, montándose en varias atracciones, como la montaña rusa. Una vez hipnotizado, le dio la sugestión directa de que, en cuanto notara la vejiga llena durante la noche, se despertaría.

RESULTADOS

A la segunda sesión, que tuvo lugar dos semanas después, Jack explicó que había logrado no orinarse en la cama durante seis noches y de que se despertaba cuando tenía ganas de ir al lavabo. A la tercera sesión, informó de que no se había orinado en dos semanas. En la sesión de seguimiento que se realizó seis meses después, Jack afirmó que el problema de la incontinencia había desaparecido y que quería ir con sus compañeros de escuela a las colonias de verano.

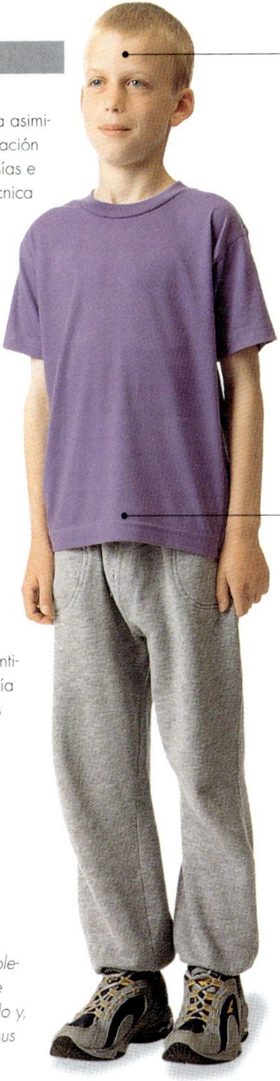
Aumentó su confianza en sí mismo.
Se despertaba cuando tenía la vejiga llena.

Recuperación

Tras la hipnosis, el problema de incontinencia de Jack fue desapareciendo y, con él, las bromas de sus hermanos mayores.

Educación: cómo facilitar el aprendizaje

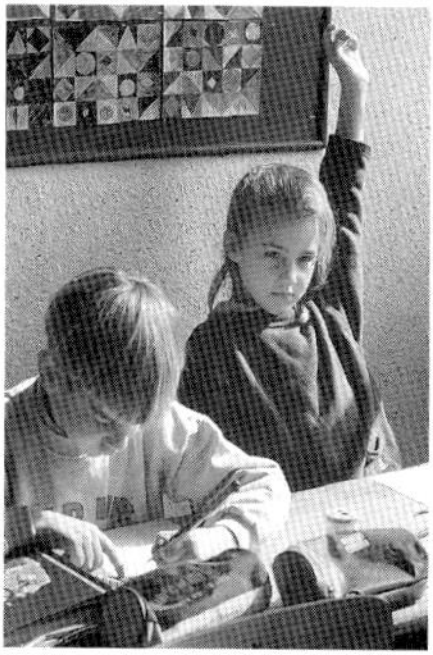

Optimismo
Es muy importante que los profesores sugestionen al niño para rendir bien.

La hipnosis ayuda a potenciar el aprendizaje en cualquier fase educativa. Hay quien defiende que lo que hace es permitir que ambas partes del cerebro actúen de manera integrada. Si un niño le toma manía a una asignatura, la hipnosis puede ayudarle a superarla sugestionándolo para que le guste. Ofrece excelentes resultados en niños con dificultades de aprendizaje, que suelen tener un mal concepto de sí mismos. En estos casos, se aplican técnicas de control de la ansiedad y refuerzo del ego.

Trasfondo emocional

La hipnoterapia trata los problemas familiares que pueden desestabilizar al pequeño. En los casos de ansiedad, inseguridad, miedo al fracaso u otros problemas emocionales, puede resultar de utilidad siempre que el niño sea lo suficientemente maduro para entender las intervenciones del hipnoterapeuta. Éste se comunicará con el niño en función de su nivel de desarrollo.

Los niños que tienen problemas con las figuras de autoridad pueden quedar paralizados por la sola idea de hablar con un profesor y parecer tontos en clase. Si el problema no se aborda en la infancia, el niño se convertirá en un adulto con miedo o aversión a las figuras autoritarias. Para evitar esto, la hipnosis aplica el método de

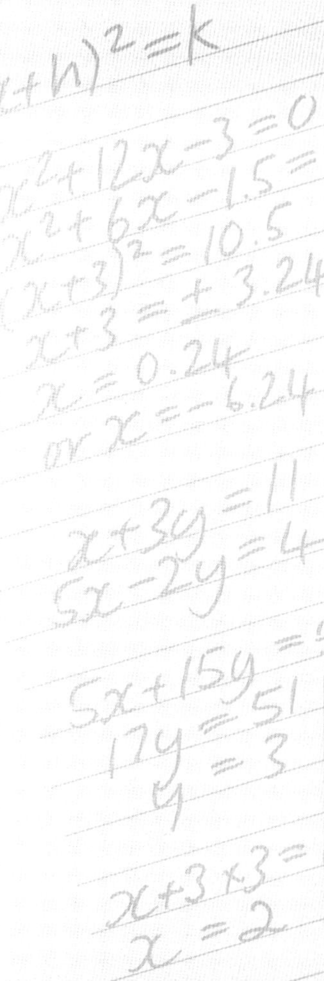

la interpretación de papeles. Por otro lado, la hipnosis puede ayudar a concentrarse a los niños que se distraen con una mosca. Muchos adolescentes obtienen malos resultados en los exámenes a causa de la ansiedad; en este caso, el psicoterapeuta los sugestionará para que se sientan relajados y seguros y hagan un buen examen.

Ejemplos prácticos

Los maestros suecos suelen realizar un ejercicio de hipnotización antes de iniciar cada lección con el fin de sugestionar a los alumnos para que disfruten estudiando. En un estudio realizado en una escuela neoyorquina se hipnotizó a 48 niños con problemas de atención. Cada mañana, el profesor reproducía una cinta de 15 minutos que los hipnotizaba y les invitaba a sentirse relajados y atender como el resto de sus compañeros. Al final del curso, 45 de ellos obtuvieron mejores notas, prestaban más atención y eran menos hiperactivos.

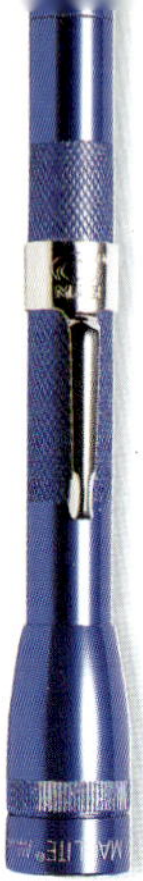

Punto de luz
Es posible inducir el trance en un niño haciendo que mire atentamente la luz de una linterna.

MÉTODOS ESPECIALES

Se deben escoger un vocabulario, técnicas e imágenes adecuados para el grado de desarrollo del niño. Para usar las técnicas hipnóticas, el niño debe ser capaz de escuchar un cuento. Una vez se atrae su atención, es posible modificar su comportamiento apelando a su capacidad de inmersión en una fantasía. Los niños responden mejor a los cuentos que a los métodos hipnóticos formales. Es posible incluir en ellos sugestiones terapéuticas para que se sientan a gusto, no noten dolor o se solucione un problema.

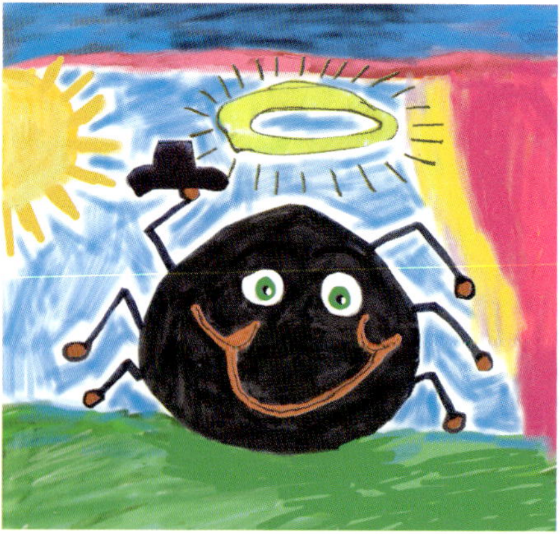

Disipar miedos
Para ayudar al niño a eliminar una fobia, por ejemplo, la aracnofobia, puede pedírsele que dibuje el objeto temido.

Métodos para niños

HÉROES HIPNÓTICOS

La técnica del héroe hipnótico consiste en usar los héroes de la televisión, los dibujos y los libros del niño para ayudar al pequeño a solucionar su problema. El psicoterapeuta puede pronunciar las sugestiones imitando la forma en la que lo haría el héroe.

MÉTODOS VISUALES Y AUDITIVOS

Los métodos de inducción verbal no funcionan en niños muy pequeños porque sus facultades cognitivas aún no se han desarrollado. En estos casos, el psicoterapeuta les pide que fijen la vista en un punto.

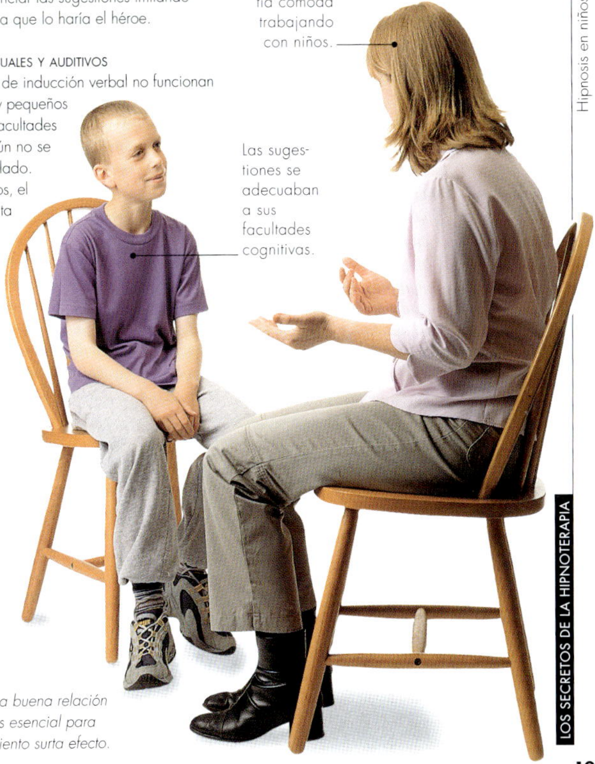

La psicoterapeuta se sentía cómoda trabajando con niños.

Las sugestiones se adecuaban a sus facultades cognitivas.

Relajado

Establecer una buena relación con el niño es esencial para que el tratamiento surta efecto.

Control del dolor: la hipnosis en los hospitales

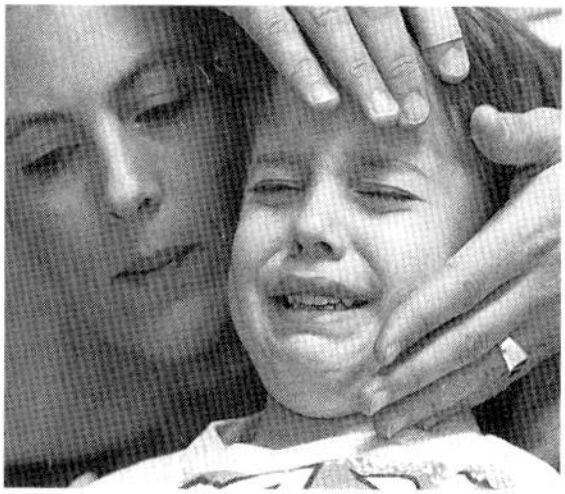

Miedo

Es normal que los niños que se someten a múltiples intervenciones médicas desarrollen fobia a los tratamientos.

El psicólogo e hipnoterapeuta británico John Butler, cuyo trabajo clínico incluye el uso de la hipnosis como único anestésico para una operación de hernia abdominal (mostrada en el programa televisivo *Mysteries* de la BBC), sostiene que la hipnosis puede ser de suma ayuda para paliar el dolor agudo y crónico en niños. Butler ha enseñado a doctores y enfermeras a practicar la hipnoanestesia y otros métodos para reducir la ansiedad en niños con miedo a los médicos y a los procedimientos clínicos. Hoy en día, en algunos hospitales es posible que los niños sean observados por enfermeras pediátricas con nociones de hipnosis.

Cómo disipar el miedo

La hipnosis puede ser un excelente aliado cuando los niños sienten miedo a ciertos procedimientos médicos como, por ejemplo, la aplicación de inyecciones. El pequeño puede desarrollar tal fobia que sea imposible llevarlo al hospital para completar el tratamiento. Este miedo es común en niños con enfermedades como leucemia, insuficiencia renal y diabetes, en las que se realizan análisis de sangre frecuentes y, en ocasiones, deben practicarse aspiraciones de médula. Emitir sugestiones positivas recurriendo a la imaginación del niño puede conllevar grandes mejoras en el comportamiento de éste. Enseñar a los padres a condicionar al niño durante la vigilia y a reafirmarle resulta de gran ayuda. Las técnicas de confusión y distracción suelen ser excelentes para aliviar el dolor. Pueden emplearse desde sugestiones directas para inducir la analgesia, como pintar con calmantes la parte dolorida del cuerpo y señalar un «punto mágico» en el que la inyección no cause dolor, hasta técnicas de distracción como la terapia del arte, el juego, contar cuentos o rememorar experiencias menos desagradables, como por ejemplo, un resfriado.

Un modo excelente de relajar a los más pequeños es hacerles observar su personaje de dibujos preferido durante la hipnosis. De este modo, el niño entra en un trance profundo y se distrae. Para incentivar al niño a practicar la autohipnosis puede recurrirse a una cinta con una sesión de terapia grabada o a un cuento de hadas personalizado. A los niños de más de cinco o seis años se les puede enseñar a autohipnotizarse, mientras que los más pequeños necesitarán la ayuda activa de un padre.

INVESTIGACIÓN CIENTÍFICA

A lo largo del siglo XX, el interés científico por la hipnosis ha pasado de los médicos a los psicólogos experimentales, más preocupados en explorar sus mecanismos que en documentar sus efectos terapéuticos. En las décadas de 1950 y 1960, una de las principales áreas de interés era descubrir si las personas mostraban distinta susceptibilidad a la hipnosis y por qué. Un estudio efectuado en los años cincuenta demostró que los estudiantes «bien adaptados» eran más susceptibles a ser hipnotizados. En 1961, A.M. Weitzenhoffer y E.R. Hilgard concibieron la Escala de susceptibilidad hipnótica de Stanford, que medía en qué grado respondían los individuos a la sugestión y a la visualización. Averiguaron que, contrariamente a la creencia popular, no existe ninguna prueba fehaciente de que las mujeres sean más fáciles de hipnotizar que los hombres. También descubrieron que la edad más propicia para hipnotizar a los niños va de los 8 a los 12 años.

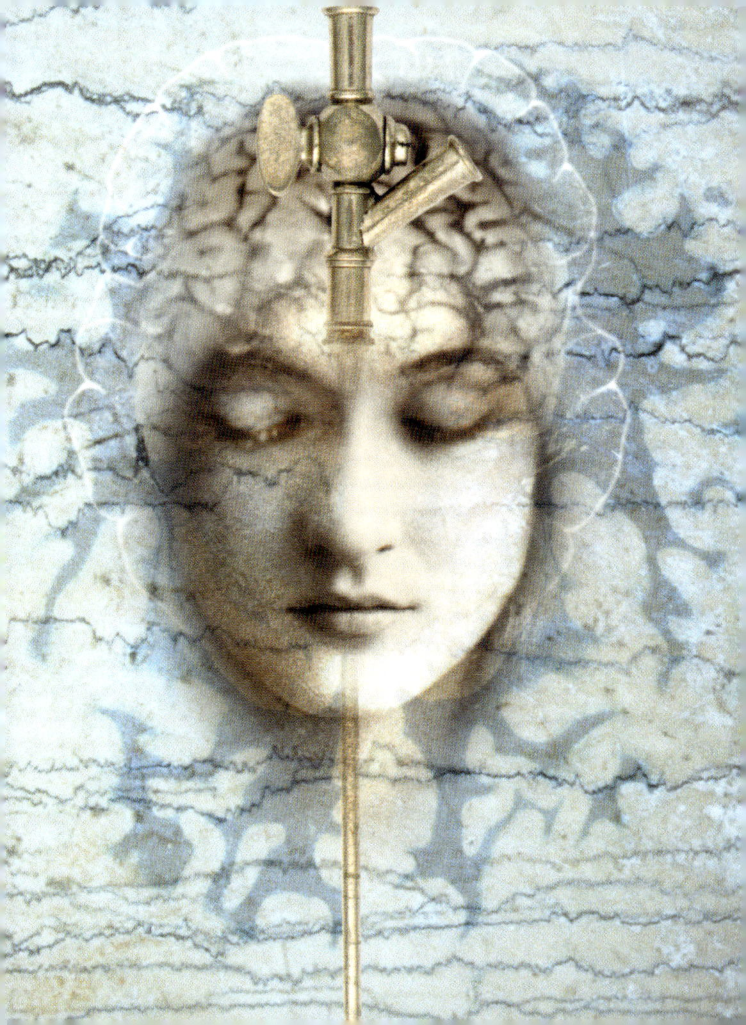

Técnicas de cartografiado: medición de la electricidad

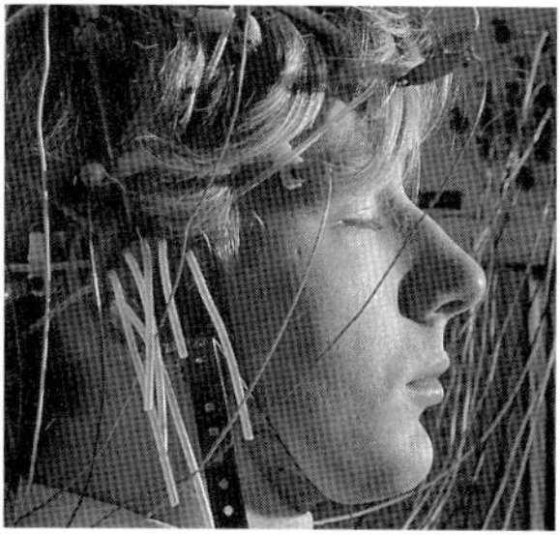

EEG

Las ondas cerebrales inducidas en la hipnosis pueden grabarse colocando electrodos en el cuero cabelludo.

El electroencefalograma (EEG) humano se describió por primera vez en 1929. Durante los años treinta, la electroencefalografía, que registra a través del cuero cabelludo las diferencias potenciales que resultan de las corrientes eléctricas del cerebro, se empleó como método para estudiar la hipnosis. Esta técnica consiste en conectar electrodos tanto al cuero cabelludo como a los instrumentos que miden la actividad eléctrica del cerebro en microvoltios y amplificarla en el equipo de grabación. Mediante la frecuencia de la actividad registrada, el electroencefalograma indica el estado mental del sujeto: si está alerta, despierto o dormido. Para describir las distintas frecuencias de onda se emplean las letras griegas alfa, beta, delta y zeta. Los distintos estados producen diversas combinaciones de estas ondas. No obstante, cabe señalar que una persona bajo los efectos de un alucinógeno puede presentar un EEG normal, lo cual sugiere que éste es un indicador rudimentario de los cambios en el estado mental.

Las personas hipnotizadas producen sobre todo ondas alfa, que indican un estado relajado, o bien ondas zeta, previas al sueño. (Las ondas beta señalan alerta y las delta, sueño profundo.) Así, el patrón de ondas cerebrales registrado por los EEG ha demostrado que el estado psicológico de una persona hipnotizada difiere del de una persona dormida. Como observó James Braid en el siglo XIX, los músculos no se relajan como en el sueño normal y, al entrar en trance profundo, el sujeto no deja caer los objetos que sujeta en la mano. Además, los reflejos desaparecen durante el sueño, y en cambio pueden ser suscitados durante la hipnosis.

Técnicas de cartografiado

Más recientemente, los psicólogos han empezado a usar técnicas de cartografiado modernas para arrojar luz sobre el estado de la hipnosis. La resonancia magnética rápida (MRI) se sirve del comportamiento natural de los protones de los átomos de hidrógeno cuando se hallan sujetos a fuertes campos magnéticos. La tomografía de emisión de positrones (TEP) consiste en detectar los positrones que emiten sustancias etiquetadas introducidas en el cuerpo. Ambas registran la actividad química y metabólica de distintas partes del cerebro y cómo éstas varían durante la hipnosis.

ESCÁNERES TAC Y TEP

En los años setenta, las nuevas tecnologías, entre ellas la tomografía de emisión de protones (escáneres TEP) y la tomografía axial computerizada (escáneres TAC), examinaron la implicación de los hemisferios izquierdo y derecho del cerebro en la hipnosis. Las investigaciones demostraron que la actividad del hemisferio izquierdo, el pensamiento lógico, cesaba para dar paso a la del derecho, relacionado con la imaginación creativa. Este hecho reforzaba la idea de que la hipnosis es verdaderamente un cambio de estado y desmentía la teoría del no-estado, según la cual la hipnosis es una forma sofisticada de interpretación de roles.

Escáner MRI

Como muestra este escáner de resonancia magnética rápida (MRI), durante la hipnosis, la actividad migra desde el lóbulo frontal a los lóbulos parietal, occipital y temporal. Parece que el énfasis se pone en las áreas «más antiguas» (en términos evolutivos) del cerebro.

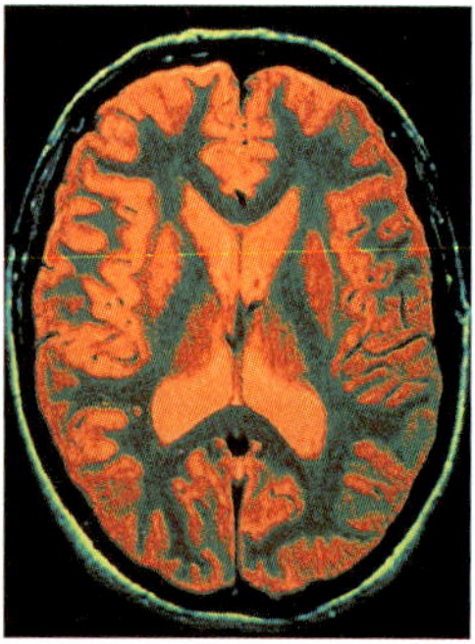

Escáner TAC

Los escáneres TAC muestran la estructura física en detalle. Pese a ser menos sofisticados que los escáneres MRI, resultan de gran utilidad en la investigación de enfermedades neurológicas.

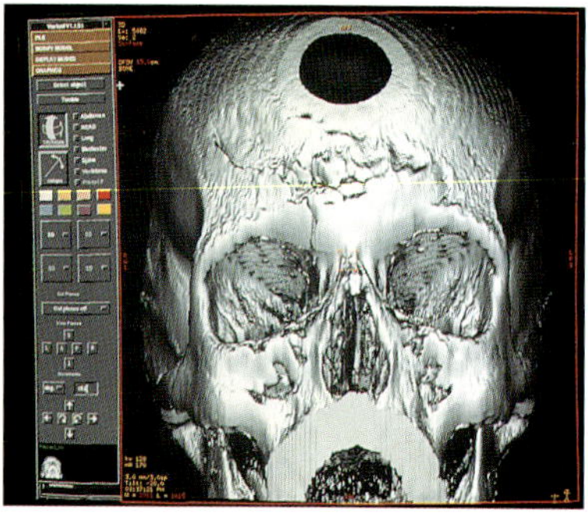

Sentimientos y cerebro

Los estudios realizados recientemente utilizando escáneres MRI han demostrado que la corteza cingulada, la parte del sistema límbico relacionada con la expresión emocional, registra una gran actividad durante la hipnosis. Esto sugiere que la hipnosis resulta más útil que la relajación por sí sola para ayudar a las personas a conectar mejor con sus sentimientos.

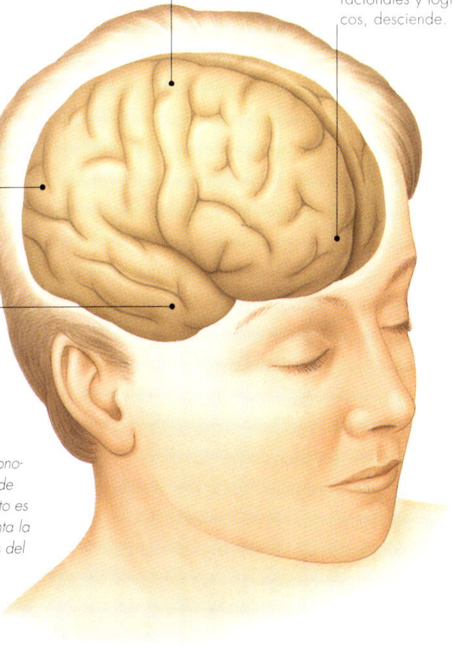

Actividad

Pese al hecho de que la hipnosis produce una sensación de relajación profunda, lo cierto es que bajo sus efectos aumenta la actividad de muchas partes del cerebro, inclusive la de los lóbulos temporales, occipitales y parietales.

Efectos documentados de la hipnosis

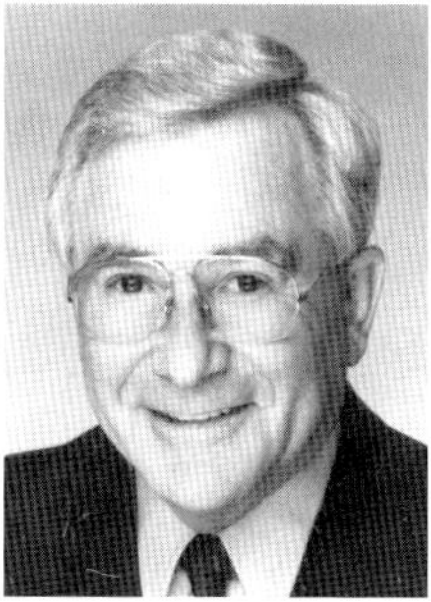

Equilibrio delicado
La obra de Herbert Benson se centró en la mejora de la homeostasis debida a la hipnosis.

Herbert Benson, un investigador interesado en la influencia de los estados mentales en el cuerpo, documentó los efectos de la hipnosis y la meditación para la salud. Trabajó en el hospital Beth Israel, de Boston, donde a lo largo de muchos años midió las respuestas psicológicas en un gran número de pacientes. En 1976 publicó los datos recopilados en su popular libro *Relajación*. Benson averiguó que muchos de los cambios producían una mejora de la homeostasis, el proceso dinámico por el que un organismo mantiene un equilibrio interno constante al margen de los cambios externos. Benson comprobó que el cuerpo gestionaba mejor la glucosa en las personas que se sometían a hipnosis. Los niveles fluctuantes de glucosa ejercen una gran presión sobre las células del páncreas que producen insulina, lo cual puede perjudicarlas y, en última instancia, instigar la aparición de una diabetes de tipo II.

Investigaciones posteriores demostraron que la hipnosis reducía la tensión arterial, la velocidad del pulso y la demanda de oxígeno. Este último efecto reviste particular importancia, ya que indica una tasa de metabolismo inferior, lo cual supone una reducción de la producción de radicales libres, moléculas altamente reactivas que pueden disparar una cadena destructiva en las moléculas orgánicas, como el ADN. Se cree que los radicales son en parte responsables del envejecimiento y de la aparición del cáncer. Previamente, el pionero en el estudio del estrés Hans Selye, quien desarrolló sus investigaciones en Canadá en los años treinta, demostró que el estrés aumentaba el nivel de hormonas corticoides en la sangre. Se ha constatado que la relajación y la hipnosis reducen su número y permiten el aumento de otros elementos del sistema inmunitario.

Efectos psicológicos

Entre los cambios psicológicos causados por la hipnosis que se han documentado se cuenta la reducción de la actividad de planificación. Un sujeto hipnotizado no inicia la actividad, sino que espera las sugestiones del hipnotizador.

Atención selectiva

Si a un sujeto sometido a hipnosis se le dice que sólo oirá la voz del hipnotizador, será capaz de bloquear completamente la recepción de cualquier otra voz de la sala.

PSICONEUROINMUNOLOGÍA

Hasta hace bien poco, las enfermedades de la mente y del cuerpo se trataban por separado. La disciplina relativamente reciente de la psiconeuroinmunología pretende explicar los vínculos entre mente y cuerpo, arrojando luz sobre el modo en el que la hipnosis puede influir en el sistema inmunitario. El interés en el tema se remonta a 1974, cuando el psicólogo Robert Ader y el inmunólogo Nicholas Cohen, estadounidenses, modificaron en cobayas el número de células T encargadas de combatir enfermedades usando técnicas de condicionamiento. Se asoció el estrés a un alimento y la relajación a otro. La cantidad de células T disminuía al someter las cobayas a impulsos estresantes y aumentaba con la relajación.

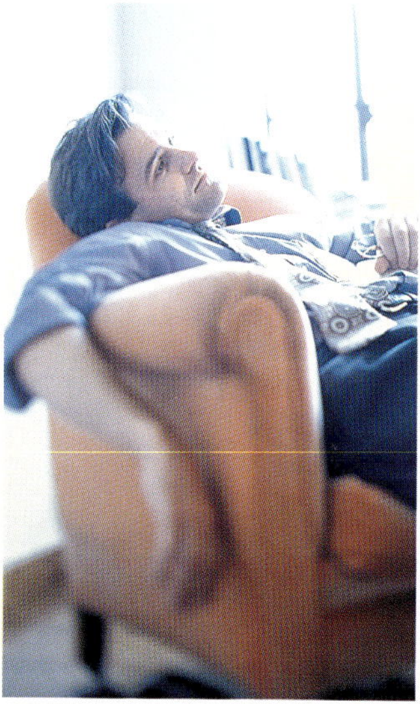

Cura de sueño
Los factores psicológicos como el estrés y la relajación pueden causar, impedir e incluso emplearse para tratar enfermedades.

La conexión mente-cuerpo

El psiquiatra francés Leon Chertok utilizó la hipnosis para producir ampollas experimentales tocando a sus pacientes en la piel con un bolígrafo y diciéndoles: «Acabo de tocarle con un atizador ardiendo». Filmó películas documentando el desarrollo subsiguiente de una ampolla con una secuencia específica de cambios que incluían la inflamación de la zona. Esta obra provee una prueba del poder de la mente sobre los procesos fisiológicos.

Comunicaciones en el interior del cerebro

Los neuropéptidos cumplen una función reguladora en el cerebro y participan en la transmisión de mensajes entre células. Se cree que conectan la mente con el cuerpo.

El hipotálamo, una región del cerebro del tamaño de una cereza, desempeña un papel vital en la interacción entre el cuerpo y la mente. No sólo ejerce un control general sobre el sistema nervioso simpático y envía señales a las regiones superiores del cerebro en respuesta a una alarma repentina, sino que conecta la glándula pituitaria y regula las secreciones hormonales en la sangre. Las hormonas segregadas por la pituitaria se dirigen a las glándulas suprarrenales, los ovarios y los testículos a través de receptores que actúan como un «cierre» que abre una hormona concreta. Se cree que las células del sistema inmunitario poseen receptores que pueden resultar afectados. Se ha demostrado que los niveles de corticoides aumentan con el estrés, reduciendo la función de los linfocitos T en el sistema inmunitario.

Centro neurálgico

Los avances en el estudio de la estructura cerebral han permitido profundizar en el entendimiento de las respuestas fisiológicas comunes.

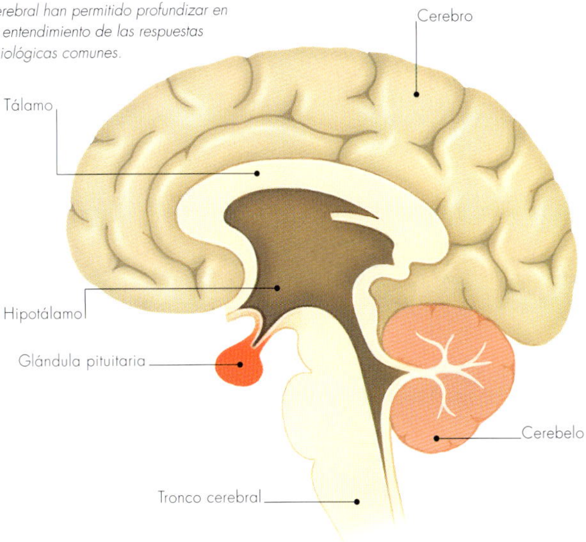

Ritmos ultradianos: ciclos de conciencia

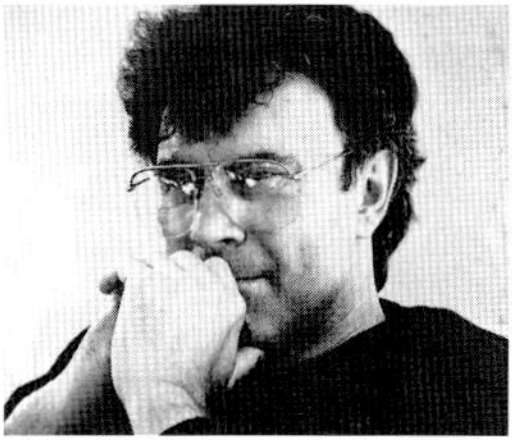

En sintonía

Ernest Rossi creía que era posible usar los ritmos ultradianos para determinar el mejor momento de practicar la hipnosis.

Ernest Rossi, un psicólogo clínico que colaboró con Milton Erickson, desarrolló la teoría de los ritmos ultradianos. Planteó que el cerebro funciona por ciclos de 90 minutos y que, al final de cada ciclo, se ralentiza y «hace una pausa». Según él, el estado de reposo equivale a una forma natural de hipnosis. La idea no es nueva. Los antiguos yoguis afirmaban que a lo largo del día tienen lugar varios cambios de conciencia, en los cuales la respiración alterna de fosa nasal.

Los ritmos ultradianos poseen un «ciclo básico de actividad y reposo» de 90 minutos que se repite una y otra vez a lo largo del día. Coexisten con los ritmos circadianos (basados en ciclos de 24 horas) y con los ritmos estacionales. El patrón típico de una jornada laboral europea parece seguir el ciclo ultradiano: la jornada empieza a las 9.00 h, se hace una pausa a las 10.30 h, se come a las 12.00 h y, por la tarde, se hace una pausa a las 14.30 h.

Los signos de la fase de descanso en los ritmos ultradianos son similares a los de la hipnosis. La persona parece disfrutar de unos momentos sosegados de reflexión interna durante los cuales la actividad corporal desciende, como también lo hacen el parpadeo, la velocidad del pulso y la respiración.

El reloj biológico

Rossi apuntó que el sistema endocrino (que controla las hormonas corporales) y el sistema nervioso autónomo (que se ocupa de las actividades aparentemente automáticas del cuerpo) están regulados rítmicamente por las células nerviosas del hipotálamo que funcionan como relojes biológicos.

Existe la teoría de que los problemas psicosomáticos de salud responden a trastornos de los ritmos ultradianos que modulan los sistemas endocrino y autónomo. Se ha demostrado que cuando se está sometido a estrés, los ritmos ultradianos registran graves trastornos, provocando en el sujeto alteraciones psicosomáticas como aumento de la velocidad del pulso, gastritis, úlceras, asma y problemas cutáneos.

Rossi aplicó la hipnosis en personas con problemas de salud para acentuar la fase de «descanso» del ciclo, que se considera el período curativo natural del cuerpo. Sugirió que la restauración de los ritmos ultradianos puede ser el factor común de los efectos beneficiosos de la hipnosis, el entrenamiento autogénico, la meditación y la relajación.

GLOSARIO

Afirmaciones Sentencias positivas diseñadas para modificar el pensamiento, el humor y el comportamiento.

Analgesia Incapacidad de sentir dolor, incluso estando plenamente consciente.

Anclaje Establecimiento de un detonador que, al activarse, provoca ciertas respuestas; ocurre aleatoriamente en la vida y puede sugerirse durante la hipnosis.

Autohipnosis Estado de trance autoinducido.

Aversión inducida Sugestión dada para enfatizar los aspectos negativos de un hábito, como encontrar desagrada ble el olor del tabaco.

Conciencia alterada Término empleado para hacer referencia al estado mental que experimentamos durante la hipnosis, la meditación o cualquier tipo de trance.

Desensibilización sistemática Método consistente en exponer al paciente a una serie de estímulos que provocan ansiedad mientras se lo mantiene relajado, con el fin de desensibilizar al cliente frente a dichos estímulos. Se usa para tratar fobias.

Despertar Acción de sacar a una persona del trance y devolverla al estado de plena conciencia.

Distorsión temporal Término que designa un fenómeno único en el que perdemos la conciencia del tiempo transcurrido y, por ejemplo, diez minutos parecen dos.

Electroencefalografía Estudio de las diferencias potenciales del cuero cabelludo resultantes de la aplicación de corrientes eléctricas leves en el cerebro.

Endorfinas Sustancias químicas que modifican el modo en el que las personas perciben el dolor.

Fijación ocular Hipnosis inducida mediante la mirada atenta de un objeto.

Fobia Miedo irracional y persistente.

Guión Conjunto de sugestiones que utiliza el hipnoterapeuta mientras el sujeto está hipnotizado.

Heterohipnosis Hipnosis realizada por otra persona (opuesto a autohipnosis).

Hipnosis Estado de trance inducido deliberadamente, ya sea por uno mismo o por otra persona.

Hipnosis de escenario Uso público de la hipnosis como espectáculo.

Hipnoterapeuta Profesional que utiliza la hipnosis en combinación con otras técnicas de psicoanálisis.

Hipnoterapia Aplicación de la hipnosis con fines terapéuticos.

Hipnotizador Persona que induce el estado de hipnosis en un sujeto.

Incidente inductor de sensibilización Evento emocional que se haya en el origen de un problema, como una fobia.

Inducción Técnica usada por el hipnoterapeuta para guiar a la persona de la vigilia al trance hipnótico.

Ondas alfa Ondas cerebrales que aparecen en los estados relajados, como la hipnosis, la meditación y mientras se escucha música.

Ondas beta Ondas cerebrales producidas en los estados de alerta, vigilia y conciencia del entorno.

Ondas delta Ondas cerebrales generadas durante el sueño apacible.

Ondas zeta Ondas cerebrales producidas en el momento en el que se entra en el sueño.

Profundización Proceso de sugestionar para lograr un estado profundo de trance.

Programación neurolingüística (PNL) Disciplina que ayuda a las personas a usar patrones de éxito para potenciar su eficiencia en la vida.

Progresión de edad Inducción de un «avance en el tiempo» en un sujeto hipnotizado para que se visualice en el futuro.

Psiconeuroinmunología Campo relativamente nuevo que estudia los vínculos entre la mente y el cuerpo.

Reacción de lucha o huida Mecanismo de supervivencia primitivo que poseen todos los animales para defenderse de las situaciones peligrosas.

Recuerdos falsos Fantasías que se experimentan durante una regresión mal llevada y erróneamente consideradas recuerdos reprimidos.

Reencuadre Uso de la imaginación para crear una actitud distinta con relación a un acontecimiento del pasado.

Regresión Retroceso en el tiempo durante el trance destinado a recordar situaciones pasadas y a revivirlas en la imaginación, junto con las sensaciones que producen.

Regresión de edad Conducción de un sujeto hipnotizado hacia su pasado.

Reintegración Recuperación de la conciencia cuando el psicoterapeuta da al sujeto hipnotizado una orden concreta.

Relajación progresiva Tipo de inducción consistente en relajar progresivamente las partes del cuerpo.

Ritmos circadianos Ciclo regular que atraviesa el cuerpo cada 24 horas.

Subconsciente Parte de la mente que regula la imaginación, los sentimientos y las habilidades artísticas (así como otras facultades) y que se ocupa de distintas funciones inconscientes, como las funciones automáticas de los órganos del cuerpo.

Sugestión directa Sugerencia dada a modo de orden («respire profundamente»).

Sugestión indirecta Sugerencias permisivas («respirará profundamente cuando quiera relajarse»).

Sugestión posthipnótica Sugestión de acción retardada que funciona en un sujeto hipnotizado en un momento futuro.

Terapia conductual de insensibilización Situación en la que el paciente es inducido paulatinamente, por estadios, a aceptar una situación fóbica sin sentir miedo.

Terapia de vidas pasadas Regresión a vidas pasadas reales o imaginarias.

Trance Estado de concentración focalizada durante el cual el paciente no está ni despierto ni dormido.

Tricotilomanía Necesidad irresistible de arrancarse el cabello.

Vaginismo Reflejo espasmódico e involuntario de los músculos vaginales que impide la penetración sexual.

Visualización Uso de la fantasía para visualizar o recordar acontecimientos.

EN LA MISMA SERIE:

SOLO € 4.99

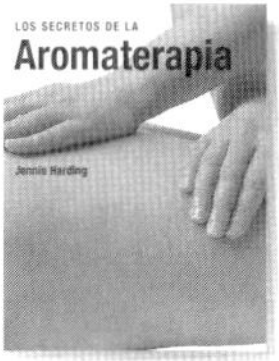

Aromaterapia
Jennie Harding

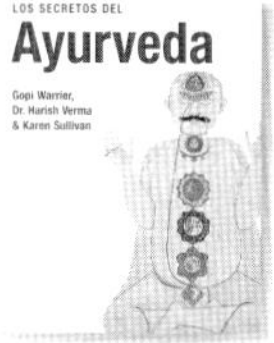

Ayurveda
Gopi Warrier, Dr. Harish Verma & Karen Sullivan

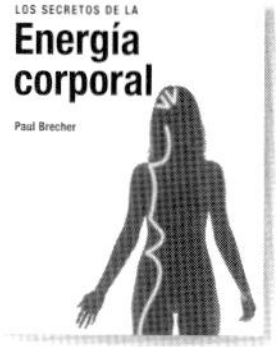

Energía corporal
Paul Brecher

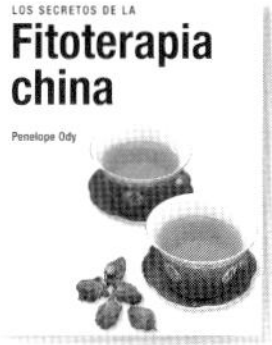

Fitoterapia china
Penelope Ody

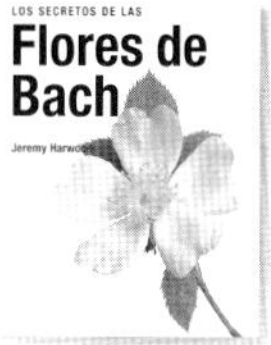

Flores de Bach
Jeremy Harwood

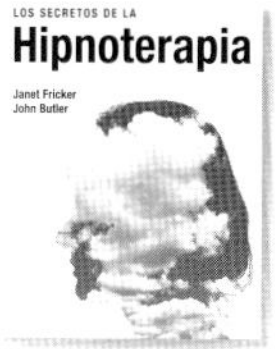

Hipnoterapia
Janet Fricker & John Butler

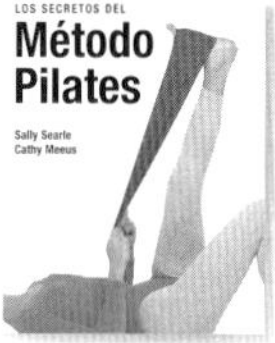

Método Pilates
Sally Searle & Cathy Meeus

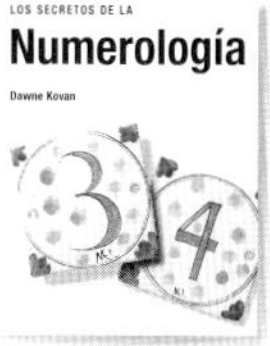

Numerología
Dawne Kovan

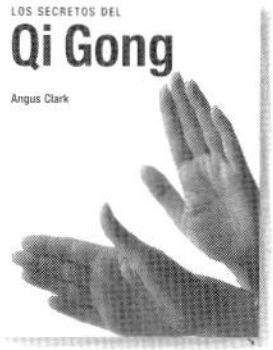

Qi Gong
Angus Clark

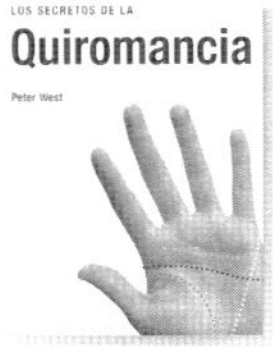

Quiromancia
Peter West

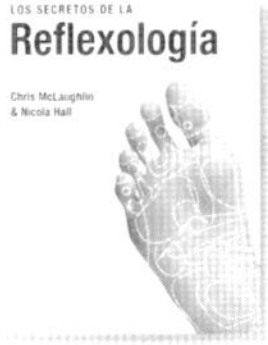

Reflexología
Chris McLaughlin &
Nicola Hall

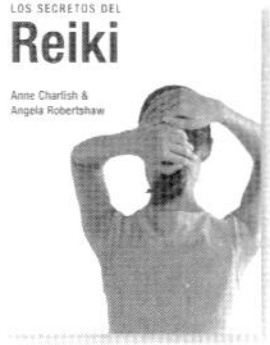

Reiki
Anne Charlish &
Angela Robertshaw

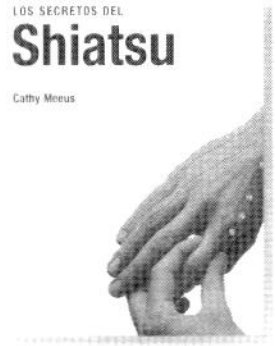

Shiatsu
Cathy Meeus

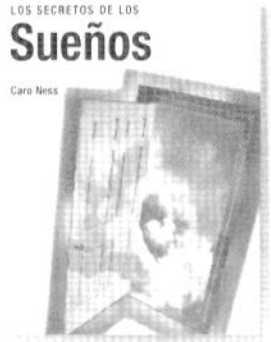

Sueños
Caro Ness

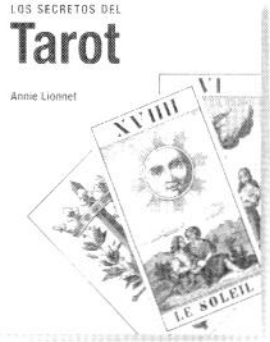

Tarot
Annie Lionnet

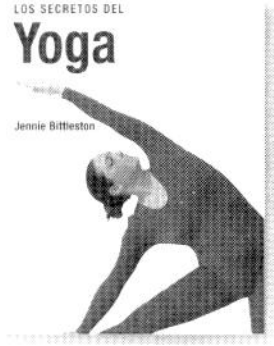

Yoga
Jennie Bittleston

ÍNDICE

AGRADECIMIENTOS

El editor desea agradecer a
Deborah Fielding su lectura y sus comentarios
sobre este texto.

CRÉDITOS FOTOGRÁFICOS

AKG, Londres 38l, 40, 101, 186i./ Eric Lessing 31ar.; **The Bridgeman Art Library** / Musee des Beaux-Arts, Orleans, Francia 106ab. / Col. privada 41, 113 / Victoria & Albert Museum, Londres, GB 37; **Bulls Press** 179; **Corbis** 27ar.d., 187i. / Bettmann Archive 30i., 35, 36, 43ar., 156, 185 / Ales Fewzer 178ab. / Mitchell Gerber 187ar.d. / Hulton Getty 23ar. / James Marshall 66 / Diego Lezama Orezzoli 89 / Gianni Dagli Orti 22 / Underwood & Underwood 184 / Roger Wood 23ab.; **Mary Evans** 107; **Hulton Getty** 20, 25, 33; **The Image Bank** / Barros & Barros 130ab. / David Gould 142ar. / Lars Klove 114ar.; **Images Colour Library** 94ab., 98ar., 106ar., 110ab., 134ar., 154, 200; **Rex Features** 39ab. / John Borrowman 39ar.; **Dr Ernest Rossi** 212; **Science Photo Library** 24 / Jean-Loup Charmet 27ar.i., 27ab.; **The Stock Market** / Rob Lewine 122ar.; **Tony Stone Images** 98ab., 114, 150 / Tim Brown 158 / Pascal Crapet 196 / Scott Cunningham 74ab. / Davies & Starr 96 / Lonnie Duka 182ab. / Laurence Dutton 206i. / Sean Ellis 86ab. / David Hanover 142ab. / Frank Herholdt 174 / David Job 138ar. / Charles Krebs 110ar. / Tom Landecker 201 / Philip Lee Harvey 74ar. / Mark Lewis 188 / Anthony Marsland 210 / Trevor Mein 50ar. / Denis O'Clair 138ab. / David Oliver 182ar. / Frank Orel 92 / Michael Rosenfield 204 / David Roth 65 / Stephanie Rushton 117 / Richard Shock 206d. / Timothy Shonnard 102ab., 116 / Charles Thatcher 162 / Bob Thomas 176 / Mitch Tobias 94ar. / Bob Torrez 194 / Julie Toy 105 / John Turner 148 / Terry Vine 9 / Stuart Westmorland 43ab. / Stuart Young Reiss 168; **Werner Forman** / Denver Art Museum, Colorado, EE.UU. 42ar. / Centennial Museum, Vancouver, Canadá 42ab.

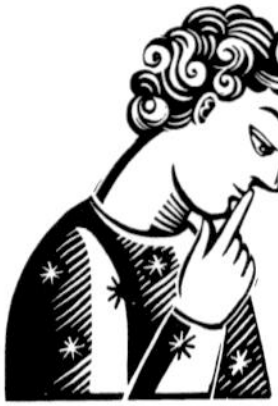